醫學瑜伽
解痛聖經

乾針名醫 Dr.Victor 精準對症、

打造 **36** 式神奇醫學瑜伽療法，

無解的常年痠疼痛都能自癒

維克多診所院長 謝明儒 醫師　suncolor 三采文化

推薦序①

走在夢想道路上的
年輕人

　　認識Victor的緣分很奇妙。起因於我到台北醫學大學演講，Victor是台下的學生，在演講結束的Q&A階段，他因舉手發問而結識。後來經由互加臉書，讓彼此有了更多的互動與了解。

　　Victor在我心中是一位非常上進又有夢想的年輕有為之人。除了不斷精進醫術外，也樂於花時間到偏鄉幫助病人義診，是一位醫術精良又極有愛心的醫師。

　　近幾年，我的許多朋友（包含我自己），都在Victor悉心的治療下，重拾健康的身體。

　　眾所皆知，吃過多藥物總會有副作用，Victor推廣的「醫學瑜伽」與「乾針治療」是以不用打針吃藥的預防醫學為主軸，天然健康、療效顯著，又能在家自我修復保養，進而得到更多病人的認同。這本好書的問世，將會是許多疼痛患者的福音，期待已久，我樂於推薦之。

迷客夏副總經理 吳家德

推薦序②

神奇的保養術──
醫學瑜伽伸展

　　我今年74歲，由於年輕時瘋迷橄欖球運動，當時憑著年輕、條件好，不懂得運動前要熱身、運動後要保養，所以肌肉、筋骨、脊椎曾受傷，都是靠「時間」來解決，抱有「現在疼痛、過一陣子就會好起來」的想法。

　　但看似好了一些，其實未曾痊癒，經年累月下來，好條件漸漸喪失，換來的是疼痛和易累。前陣子更糟，右小腿輕微發麻，以為過一段時間就會好，結果事與願違，此症狀一直跟著我，且對生活產生困擾。找復健師處理，仍然無法去除。

　　直到好友跟我介紹一種乾針療法，經由謝醫師處理，治療效果令我驚喜。1次的治療，加上配合每天做醫學瑜伽伸展，竟然不再發麻，至今已有半年仍平安無事，真的很神奇！將此奇遇分享給大家，不妨把它當作治療疼痛的參考選項。

麗嬰房集團創辦人　林泰生

推薦序③

讓人自在相處的穩重醫師

　　不同於一般陽光大男孩，Victor年紀雖輕卻成熟穩重，他樂於傾聽也樂於分享，讓與他共處的人，覺得自在溫暖。

知名美食評論家　胡天蘭

推薦序④

我心中的驕傲——
愛心無限的謝明儒醫師

　　謝醫師的《醫學瑜伽 解痛聖經》要出書了，是民眾最大的福音！在眾多來我門診學習梁氏針法的醫師中，謝醫師是最認真學習且最有慧根的。真的英雄醫師出少年，也是我當老師的驕傲。

　　謝醫師精益求精、不斷到世界各地精進學習，並發揚光大梁氏針法，使得世界各地爭相求診；他也持續研發醫學瑜伽，為病患徹底除病痛。謝醫師還愛心無限、到處義診，展現梁氏針法的核心價值，為病患除痛、恢復身體功能、解除心理憂鬱，讓運動員回到運動場、讓病患回到職場、讓人可以自理日常生活。

美國普林頓大學中西醫學研究所客座教授
屏東基督教醫院疼痛科主任　梁子安

推薦序⑤

醫學瑜伽讓身體得到
更好的平衡、釋放與能量

　　醫學瑜伽是一個不分年齡、性別都需要的自療方法。讓你了解身體是什麼地方出問題，哪個部位需要執行。結合中、西、印、泰、韓理論，多元的醫學靈活運用在瑜伽上，讓你身體得到更好的平衡、釋放與能量。

　　謝醫師平時精益求精、不恥下問，不斷到世界各地學習提升自我、持續鑽研，為病患、為學員尋找並量身打造出對身體最好的醫學瑜伽。

　　謝醫師因接觸瑜伽而成功克服妥瑞症、健康瘦身，大學時更進一步到印度學習瑜伽，赴韓國、美國學習復健運動醫學，在台灣習得中西醫結合的梁氏針法，融合所學並巧妙實際靈活運用在瑜伽上。快有10年的時間不斷親身訓練、學習、研發，擁有充足的專業知識，運用在臨床上幫助多年無解的患者，教導學員實際體驗醫學瑜伽的精華。

　　身為中醫師的我，為梁氏針法傳人，在接觸謝醫師的醫學瑜伽後體悟甚多。生活上坐或站太久、工作壓力大、睡眠不好、各種疼痛、內科疾病、三高患者、內分泌疾病、婦科疾病等，都能運用醫學瑜伽幫助調節疏通身體；學生鍛鍊體能、飲食不調、浮躁不安，能利用醫學瑜伽平衡身心、鎮定心志；年老體虛、臥床甚久，也能透過醫學瑜伽活絡筋骨，暢通經絡氣血。

　　梁氏針法結合中、西、印、日醫學理論，平素臨床上治療完後，教導病患拉相應穴位或肌肉以幫助病患回家後自我保健，學習到謝醫師的醫學瑜伽

後，發現更能深層到位地拉到所需對應點。

謝醫師把梁氏針法及多元醫療整合融入醫學瑜伽，在針灸治療後的患者執行醫學瑜伽，更有助於身體復健，亦對亞健康人群未病先防。在家平日做做醫學瑜伽，促使自我健康事半功倍。不僅對疾病幫助到療效，對健康人群塑形健體、瘦身健美也相當有成效。

醫學瑜伽帶領你探索自身身體構造解剖，每個動作都含有一定的醫學涵義，從瑜伽動作的調息，進而延伸帶動體內氣機運轉，達到身心的平衡。靜態下維持特定靜止動作，使得從體外至體內的自我協調平衡；動態時打開了機體瘀阻樞紐，進而從體內往體外宣發疏通。

中醫強調陰陽平衡，促使身體達到健康；強調扶正驅邪，提升自我免疫力以對抗疾病。謝醫師透過多元的醫學結合瑜伽動作，幫你平衡調節身心，健壯臟腑氣血運行。

心煩、壓力、失眠、讀書考試坐不住、突然落枕、身體痠痛不適，想到醫學瑜伽。強壯體能、雕塑體態、經脈拉筋、柔軟筋骨，做做醫學瑜伽。看似簡單的動作，背後深藏淵博醫學知識。方便又能隨時執行，隨時跟你的身體對話。辛苦的動作，表示你正在走著成功的路途。量力而為地適當運用醫學瑜伽，換來的身體反饋體悟與心神領悟是你自己擁有的珍貴寶藏。

梁氏針法太空中醫中心院長、中醫博士　梁家仁

推薦序⑥

絕望中的希望

3年前的我，身體就像一條毛巾被擰乾的樣子，扭曲變形，雙膝腫脹，一直以為是髖骨外翻的問題，治療錯了方向，加上拍戲仍要追捕犯人極速奔跑（飾演警察），導致這條毛巾被擰得更硬、更緊了。前2年經歷各種中西醫的治療（你能想得到的我幾乎都嘗試了），這2年的歲月就在各種伸展（不伸展就痛）和各醫療院所的等待中度過。

後來我遇見了謝明儒醫師，歷經1年的乾針治療（代償的肌肉太多），我接近痊癒，而在治療期間，我接觸到了醫學瑜伽，我感覺到的是極致且深層的伸展。因為我全身的肌肉時常緊縮拉扯得我苦不堪言，總得做一下書中的動作我才能正常走路，頭才不至於爆裂⋯⋯（肩頸肌肉拉扯）好的，我誇張了，但感覺的確如此。

謝醫師是疼痛治療的專家，並且是求知欲極為強烈的人，這樣的心態常常是病人能否痊癒的關鍵。如果你也是天涯淪落人，我相信這本《醫學瑜伽解痛聖經》裡埋了許多寶藏，極有可能就埋了解決你多年疼痛的那把鑰匙。

名模、演員　蔡淑臻

曾受疼痛所苦的我，
希望能帶領大眾遠離疼痛！

我從小就是個小胖子，國三那年，一度胖到81公斤，加上有妥瑞氏症，臉部會不自主眨眼做鬼臉、身體抽動，在校受到嘲笑與霸凌，後來靠著運動與飲食，瘦了21公斤，從那時刻起開始熱愛運動，勇敢嘗試新事物與挑戰。

愛上瑜伽

18歲考上醫學院後，開始接觸瑜伽課程，學習新的呼吸方式，每次課後都能感受到身心的變化、妥瑞症狀也明顯改善[1]，從那時起就深深愛上瑜伽，日以繼夜研讀瑜伽、運動醫學的書籍，幾乎到了癡狂的境界。

隨時都充滿好奇心，又深深受惠於瑜伽的我，想要更深入探索這個結合身心靈運動的奧妙，故毅然決然在醫學院三年級的暑假獨自飛到印度，修習瑜伽長達2個月，並考取了美國瑜伽聯盟認證的國際瑜伽教師證照。

回台後，開始利用醫學院繁忙的課餘時間，在台北醫學大學開設瑜伽課，也在教學過程中發現，想參加瑜伽課的民眾，高達八成都是因為身體某處痠疼。這啟發了我想當治療筋骨痛的醫師，也種下了我創立醫學瑜伽的種子。

椎間盤死去，開啟漫長求醫之路……

隨著學生愈來愈多，多到一發不可收拾的地步，我必須花更多時間練習精進與教學，但在此刻，我倒下了……

當實習醫師的某天，我累到倒坐在沙發上休息，突然間，腰部到臀部處，痛到沒辦法起身、移動，後來做了核磁共振檢查，發現多處椎間盤突出，且腰椎最後一節的椎間盤髓核已退化死去。

幫我看診的醫師同時也是醫學院的老師，覺得還這麼年輕的我，不要開刀，因術後有可能產生難以處理的後遺症，建議吃藥復健就好。而這也開啟我漫長的求醫之路，跑遍各大中西醫療院所治療，結果都差不多，一直無法改善腰痛，不禁反思：身處正統西醫醫療體系、學的醫學卻都無法醫好自己，那當醫師還有什麼意義？且一定有很多人有跟我一樣的問題，那我該怎麼救別人？

心灰意冷下，開始嘗試另類治療，找尋方法，尋求一絲曙光，因為這不只為了自己，還為了所有為疼痛所苦，卻求助無門的人。

直到遇到一位整骨師傅，發現我有長短腳，而在髖關節復位完成後，雙腳等長，1天後腰痛問題幾乎消失了，當下深刻理解到骨頭回正的重要性，我便很興奮地向師傅學習了各種徒手治療、脊骨復位術。但不到2個月，下背再度隱隱作痛，且怎麼調整骨頭都沒用。

到底為什麼又復發？這當中究竟是哪裡出了問題？接下來我飛到韓國首爾國立大學附設醫院——復健運動醫學科，去學習他們的復健運動治療。這才發現，我的傷來自於，在練習高難度的瑜伽體位法時，做了很多過度彎折腰椎的動作，這樣的錯誤動作，頻繁地出現在瑜伽動作中，且都能直接導致骨頭與筋膜嚴重損傷。讓我了解到，錯誤的姿勢（無論是生活或運動姿勢），只要調整回正確的，就可緩解很多疼痛。

醫學瑜伽的創立

為了幫助民眾能真正遠離疼痛,學成歸國後,我利用醫學院所學、對人體筋骨解剖高度專業,結合肌筋膜學,2016年成立了「Medical Yoga醫學瑜伽」,結合了「瑜伽＋運動醫學治療＋如何避免傷害＋緩解疼痛」,開始幫助許多常年飽受疼痛之苦的人。

沒錯!醫學瑜伽的確緩解了我的腰疾,但還無法達到「治癒」,所以當我較疲累或久坐久站時,仍受疼痛所苦,很幸運地,這時認識了恩師——梁子安教授。

創新的疼痛治療模式

我非常敬佩梁醫師,他擁有這世上最溫暖善良的心和最厲害的醫術,專門在世界各地偏鄉地區的服務(這也刺激我開始於2018年舉辦台灣的偏鄉義診,並持續進行中),也是世界上第一位把各種針法:舌針、頭皮針、耳針、穴位針灸,與乾針結合的醫師,即俗稱的「針刺治療」。

跟診學習過程,常驚訝於原本坐著輪椅或拄著拐杖進來的患者,竟是用走的、跑的出去,得到立即性的改善甚至治癒。我也發現,源自於西醫醫學的乾針是一門完全依賴醫師手觸感的獨門治療,技術極難又有創意,我便下定決心要將乾針做到最好。

恰巧從小就熱衷於做串珠手工藝,幼年時培養了手指敏銳的觸感,因此把握向梁醫師學習的這一年,我日以繼夜和恩師討論、研究出遠較於歐美更好的乾針手法,能讓肌肉跳動最完全,使肌肉和筋膜不再容易發炎,疼痛才容易根治。

巧的是,身為肌筋膜先驅的美國強烈建議:乾針治療必須搭配特定肌群伸展及訓練,才能將效益發揮最大。剛好跟醫學瑜伽不謀而合,所以我將乾

針、徒手治療及醫學瑜伽融合，做為創新的治療模式。

感謝恩師與乾針，我的腰疾才得以重生，也才有能力幫助病人遠離疼痛；感謝命運讓我這麼痛過與絕望，也才能深切理解疼痛患者的無助心情。

我的除痛、救痛使命

醫者路上，我視每位患者如自己家人般用心治療。最讓我感動的是，我們救了很多像我一樣、曾痛到看遍名醫卻無解、甚至因疼痛導致心理憂鬱的人，也讓他們不再需要輪椅、拐杖，大幅提升生活品質，家屬、朋友也不必再憂心。

也由於治療後的成效顯著、湧入大量患者的感謝回饋，所以在徵詢同意後，我們將所有治療與反饋的過程記錄下來、製作成影片放上網路，讓全世界的人看見更有效率來解救疼痛的治療。很多求助無門的患者因此特別從歐美、亞太地區搭飛機來台灣進行治療，也有不少歐美華裔醫師想來台灣學習乾針。

其實，乾針治療是一項極度耗損體力與手筋膜的工作，但因為能一直看見患者康復的笑容、幫助他們重拾健康生活，所以我才樂此不疲；也體認到一個人的力量有限，但為疼痛所苦的人眾多，因此之後會訓練更多乾針專門醫師及醫學瑜伽的教師，希望傳遞這股力量，讓更多想要除痛的醫師、老師們，一起完成這份救痛使命！

---

①哈佛大學早有研究，當壓力舒緩、身心放鬆的狀態下，並配合深層呼吸的瑜伽和祥和的音樂，妥瑞症的症狀容易緩解。有人說，妥瑞症的患者應該做劇烈活動，才能釋放過多的能量來減緩妥瑞，其實是不對的！劇烈活動會使交感神經過度興奮，反而是加重症狀的關鍵因素。

Contents

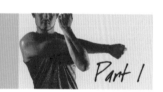

MEDICAL YOGA

Part 1 為何我的疼痛好不了？

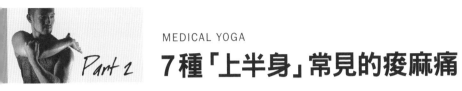

MEDICAL YOGA

Part 2　7種「上半身」常見的痠麻痛

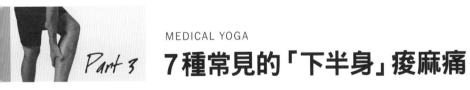

MEDICAL YOGA

Part 3　7種常見的「下半身」痠麻痛

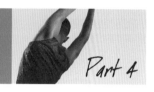

MEDICAL YOGA

Part 4 **筋膜引起的4大特殊症狀**

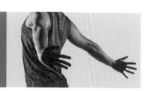

特別收錄——

關於痠麻痛，請問Dr.Victor

Column

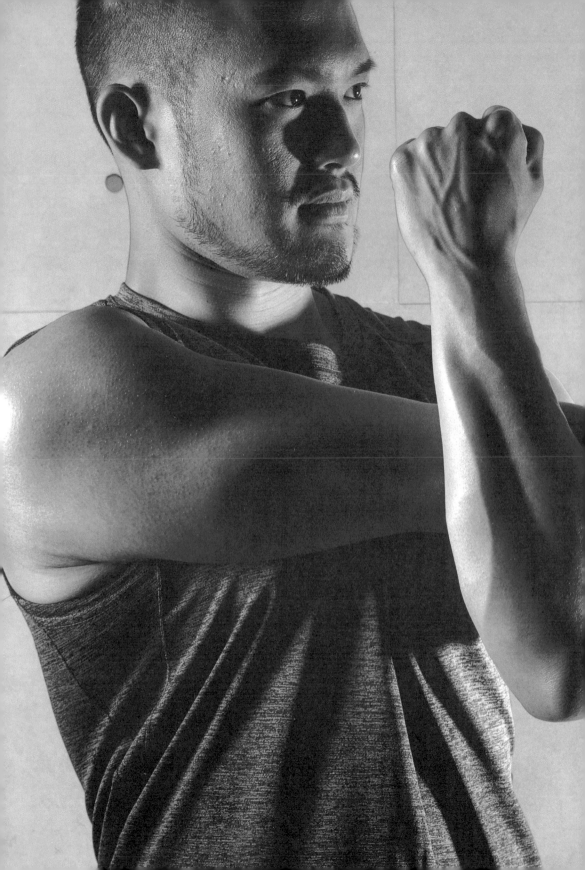

Part 1

為何我的疼痛好不了？

疼痛好不了，
是肌肉、筋膜在作怪！

先進們行醫時很納悶，為何抱怨麻痛的病人，明明症狀劇烈，骨頭與神經卻沒什麼大問題？經長期研究發現，導致疼痛的根源其實藏在肌肉纖維裡⋯⋯

什麼是「肌筋膜疼痛症候群（MPS）」？

肌筋膜疼痛症候群（Myofascia Pain Syndrome, MPS）這個病症的正式問世，起源於西元1942年美國甘迺迪總統的私人御用醫師Dr. Travell所提出：「疼痛的根源，藏在激痛點」。從那時起，正式掀起全球疼痛醫學與運動醫學的治療新革命。

先進們行醫時，一直很納悶，為何抱怨麻痛的病人，症狀這麼嚴重，骨頭與神經卻沒什麼大問題？沒有道理呀！

經長期研究發現，導致疼痛的根源就藏在我們的肌肉纖維裡，叫做「激痛點（Trigger Point）」。任何肌肉不當使用、外力傷害、身體機能異常，都會導致激痛點活化（Activation of trigger point）。此時，該處肌纖維開始發炎，發炎的細小肌纖維呼朋引伴、號召周圍的肌纖維團結起來，抗議他們的過勞或受傷，因此互相糾結卡住、繃緊，腫起形成可觸摸到的緊帶（Taut Band），類似沾黏（adhesion）的現象。比較

激痛點

卡住腫起的緊帶

明顯時，按摩推拿師傅會告訴你這叫「氣結」，揉掉就會好。但這個症狀很難靠按摩推拿消失，所以在按摩後的2～3天，身體的不適感又出現了。

這種痛會「跑」，還成了慢性痛元凶

在按壓這些特定的激痛點時，會有酸、麻、緊、脹、痛，其中任一種或多種感覺，且不只有按壓處，這種「痛會跑」，不會只在同一個地方。這種疼痛擴散到其他部位，稱作「傳導痛或轉移痛（Referred Pain）」，主要因為這些激痛點會讓肌肉本身繃緊，接著誘發包覆並貫穿肌肉、密密麻麻的筋膜（Fascia）開始發炎，因此叫做「肌筋膜」疼痛症候群。

肌筋膜繃太緊、發炎，也會直接纏繞並壓迫經過的神經（又稱神經纏套）、血管等構造，導致神經性疼痛、組織缺血缺氧。當病情進展到一定程度，這些激痛點持續導致的筋膜發炎，就成了慢性疼痛的元凶。

有時運動後、代謝好或氣候炎熱，疼痛會好轉，但睡覺吹冷氣，讓肌肉受寒或睡姿擠壓到，起床時就會感到疼痛、甚至睡覺時痛醒。當肩頸的傳導痛蔓延至頭部讓筋膜發炎時，會引發頭痛；神經受發炎物質影響會導致自律神經失調、頭暈、耳鳴、噁心嘔吐、嚴重不適到失眠、視線模糊等，都是很常見的。

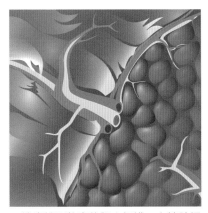

▲ 健康排列整齊的肌肉組織，血管神經暢通。

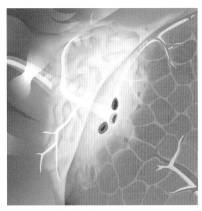

▲ 受傷後沾黏的雜亂肌肉纖維，血管神經被發炎筋膜壓扁纏繞。

激痛點生病，
會從局部痛變為全身痛！

一旦肌纖維糾結卡住，激痛點被活化，活動度會受限；也因為活動時會痛，乾脆就不動，但不動更慘，會導致肌肉萎縮、關節變窄且磨損！

　　每個人在按壓這些激痛點時都會有感覺，而且因人而異，與中醫穴位點的感受相似（痠、麻、脹、痛），但不是按了愈痛，病情就愈嚴重，千萬不要嚇自己！

活動度受限，一動就痛！

　　人體肌肉的動作，靠的是幾十億條精密細小的肌纖維間互相滑動才能順利運作，一旦糾結卡住，激痛點被活化，當我們做動作時，肌肉伸展、活動度（ROM, range of motion）會受限，並引發疼痛。想想看，當你的頭髮打結，拿梳子去梳時，梳子會被頭髮卡住、梳不動，硬梳的話，還會拉扯頭皮引發劇痛，「牽一髮而動全身」就是表達此症最貼切的成語。

不動更慘！因為沾黏了

　　由於動會痛，久了就不想動，導致肌肉慢慢萎縮、甚至纖維化沾黏，關節腔因為沒有活動刺激，導致關節液缺乏，關節變窄且磨損。

　　讀到這，相信你已經了解，當小小的肌肉激痛點生病時，就像小雪球滾成大雪球一樣，可從局部的疼痛，演變為全身性的疾病。嚴重者因肌肉筋膜過度緊繃，甚至會造成脊椎過度擠壓、椎間管狹窄、椎間盤突出發炎，也加速骨刺生長、退化與神經壓迫。

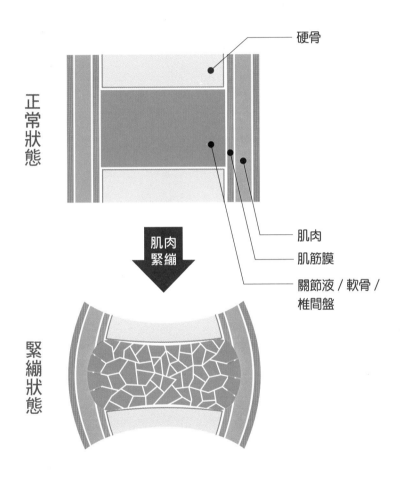

▲ 肌肉筋膜緊繃，造成關節過度擠壓、椎間盤突出發炎等問題。

中醫經絡與
西醫肌筋膜的相似處

古老中醫有「筋長一寸，壽延十年」之說，其實跟西方醫學的肌筋膜疼痛症的預防與治療，有不謀而合之處！

筋，就是筋膜？

　　中醫講的筋，在西醫解剖裡就是「筋膜、肌肉、肌腱、韌帶」的統稱。其中，韌帶將不同骨頭做基礎的固定，肌腱負責將肌肉黏在骨頭上，筋膜則串連啟動這些肌肉、肌腱、骨頭與神經血管，貫穿全身（如下圖），完成人體所有的動作。就連我們的心臟、肺臟……等內臟，也是藉由筋膜串連其中，他們才能穩固地座落在身體裡，並完成所有重要的生理機能。相對地，當這些筋膜發炎時，這些內臟系統會不正常運作。

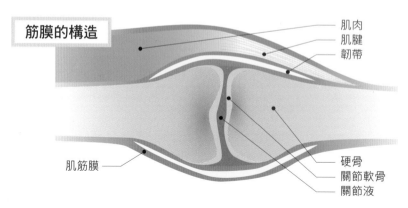

筋膜的構造

肌肉
肌腱
韌帶
肌筋膜
硬骨
關節軟骨
關節液

▲ 筋膜的分佈無所不在，骨頭上的骨膜也屬於筋膜，「筋」和「骨」因筋膜而緊密聯繫。

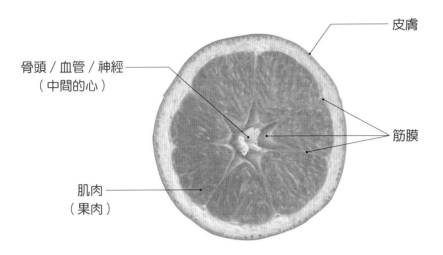

皮膚

骨頭／血管／神經
（中間的心）

筋膜

肌肉
（果肉）

▲ 人體筋膜就像撥開橘子皮時，黏在果肉上的那一絲絲網狀的纖維。它覆蓋全身，圍繞著
　肌肉、骨頭、血管、神經，串連、緊密影響著身體各處。

筋膜線與中醫12條經絡的關連

　　也因西方醫學開始好奇中醫系統「頭痛醫腳，腳痛醫頭」的神奇與特殊性，這種貫穿全身的「肌筋膜系統」在近代開始被重視，並以科學解剖研究揭露於世（如Thomas W. Myers的著作《Anatomy Trains》），發現遍佈人體的主要肌筋膜分成7大類、12條線，他們一起交織作用，形成筋膜網絡，完成人體的各項重大機能；更特別的是，這些筋膜線與長達兩千年歷史的中醫理論12條經絡，有許多相似之處。

　　醫學瑜伽的動作設計也和肌筋膜線息息相關，我會在本書後面的醫學瑜伽伸展娓娓道來。

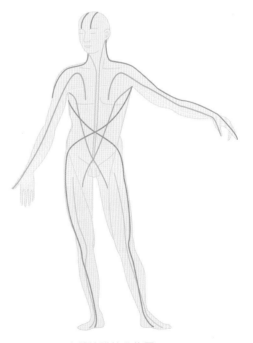

▲ 人體筋膜線分佈圖

人體筋膜線結構地圖

淺背線

Superficial Back Line

淺背線恰好對應中醫經絡的膀胱經。膀胱經的範圍是從眼睛內側的睛明穴，經頭頂、頸椎至腳小趾外側的至陰穴。

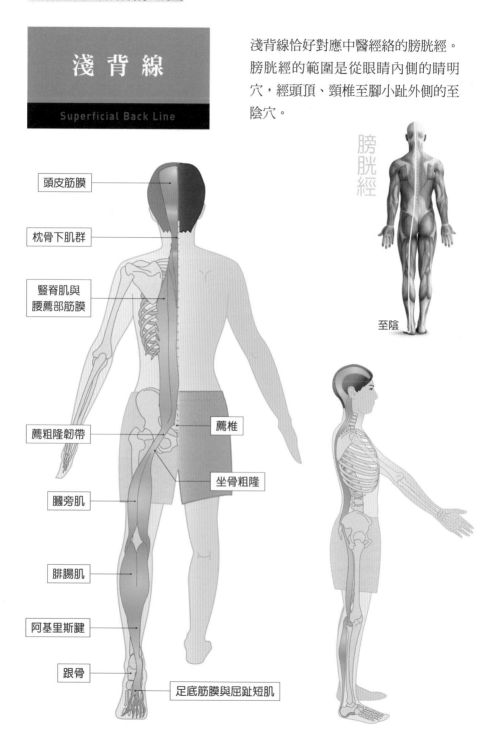

膀胱經

至陰

頭皮筋膜

枕骨下肌群

豎脊肌與腰薦部筋膜

薦粗隆韌帶

薦椎

坐骨粗隆

膕旁肌

腓腸肌

阿基里斯腱

跟骨

足底筋膜與屈趾短肌

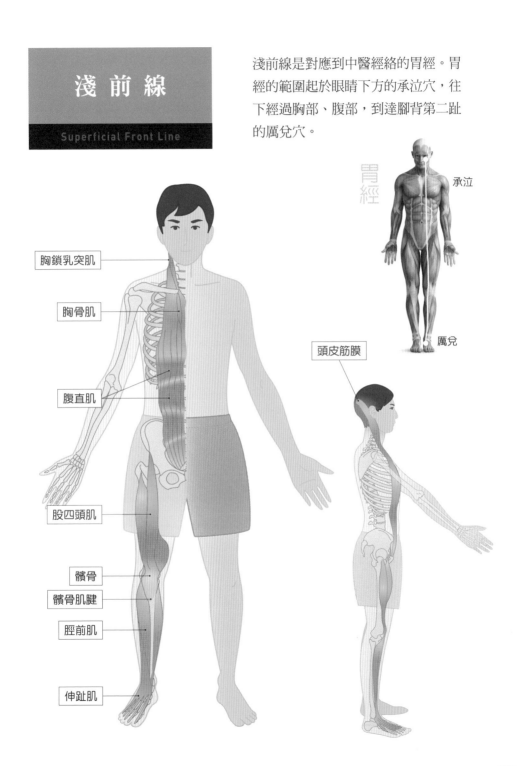

淺前線

Superficial Front Line

淺前線是對應到中醫經絡的胃經。胃經的範圍起於眼睛下方的承泣穴，往下經過胸部、腹部，到達腳背第二趾的厲兌穴。

胃經

承泣

厲兌

胸鎖乳突肌

胸骨肌

腹直肌

頭皮筋膜

股四頭肌

髕骨

髕骨肌腱

脛前肌

伸趾肌

淺背手臂線

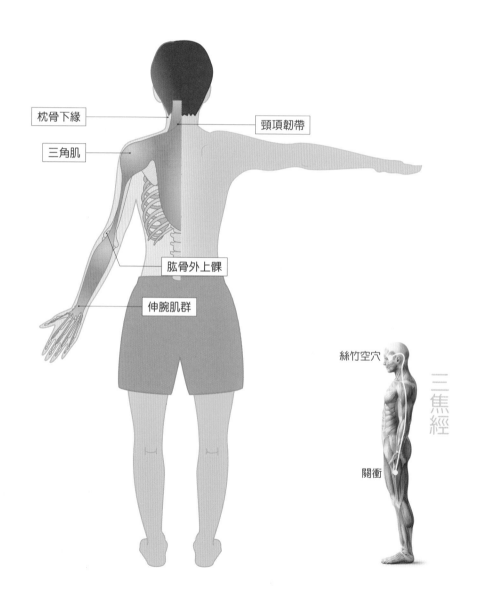

Superficial Back Arm Line

淺背手臂線則是對應到中醫經絡中的
三焦經。三焦經的範圍是從無名指關
衝穴，經手臂外側、耳後，然後到眉
梢的絲竹空穴。

枕骨下緣

三角肌

頸項韌帶

肱骨外上髁

伸腕肌群

絲竹空穴

三焦經

關衝

深背手臂線

Deep Back Arm Line

深背手臂線是對應到小腸經。小腸經的範圍是起於手小指少澤穴，從手臂外側到頸部，然後到耳前的聽宮穴。

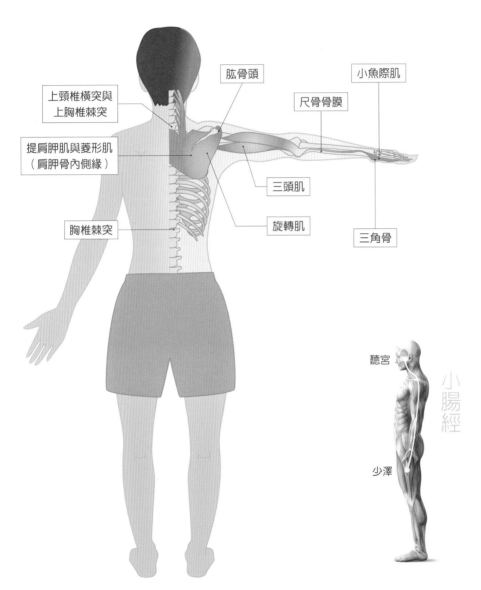

上頸椎橫突與
上胸椎棘突

提肩胛肌與菱形肌
（肩胛骨內側緣）

胸椎棘突

肱骨頭

三頭肌

旋轉肌

小魚際肌

尺骨骨膜

三角骨

聽宮

少澤

小腸經

深 前 線

Deep Front Line

深前線對應到肝經和腎經。肝經的範圍起於腳大拇指內側的大敦穴，沿腿部內側往上，經腹部，止於乳房下方的期門穴。腎經是從腳掌心的湧泉穴，經腿部內側上達胸前的俞府穴。

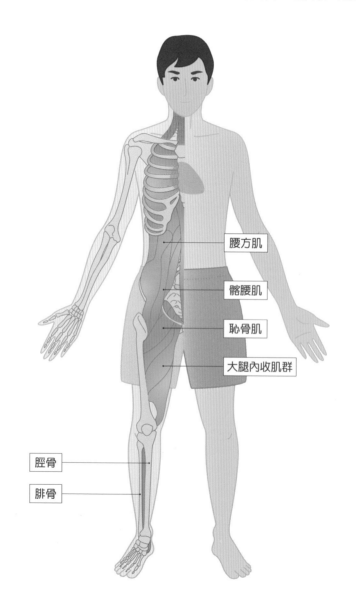

腰方肌

髂腰肌

恥骨肌

大腿內收肌群

脛骨

腓骨

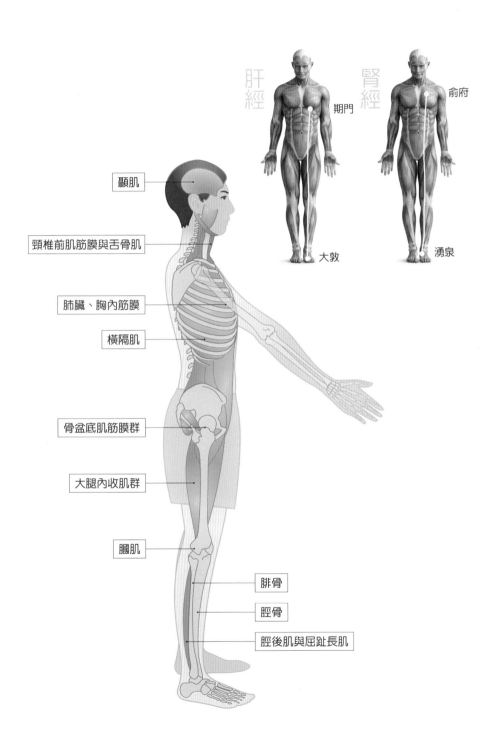

肝經

腎經

期門

俞府

顳肌

頸椎前肌筋膜與舌骨肌

肺臟、胸內筋膜

橫隔肌

骨盆底肌筋膜群

大腿內收肌群

膕肌

大敦

湧泉

腓骨

脛骨

脛後肌與屈趾長肌

淺前手臂線

淺前手臂線是對應到心包經。心包經起於乳房外側的天池穴，經手臂內側，止於手中指的中衝穴。

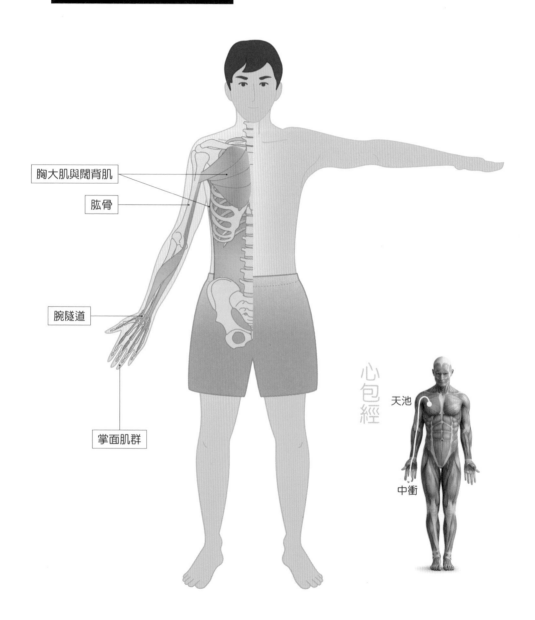

胸大肌與闊背肌

肱骨

腕隧道

掌面肌群

心包經

天池

中衝

深前手臂線

Deep Front Arm Line

深前手臂線則是對應到肺經。肺經的範圍是從胸部走向手指，起於胸部的中府穴，經手臂內側，止於手拇指的少商穴。

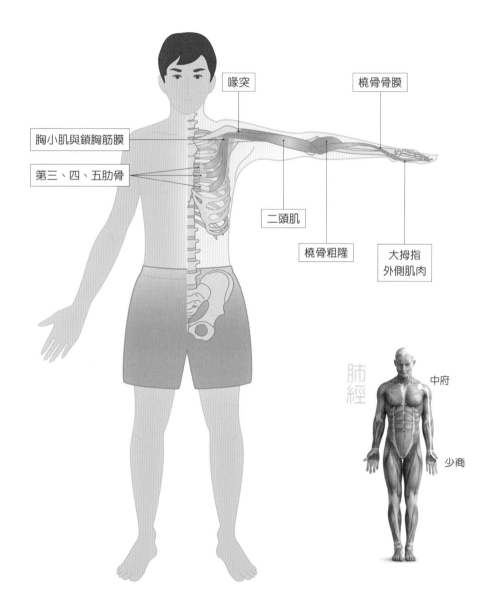

喙突

橈骨骨膜

胸小肌與鎖胸筋膜

第三、四、五肋骨

二頭肌

橈骨粗隆

大拇指外側肌肉

肺經

中府

少商

功 能 線

功能線有2條。此線在說明人體的上下左右兩側都是緊緊相連、一起工作的,恰好和針灸理論中的X形平衡療法有異曲同工之妙,例如:若一個人右邊手肘異常疼痛,我們可以治療左側的膝蓋,讓疼痛立即緩解。

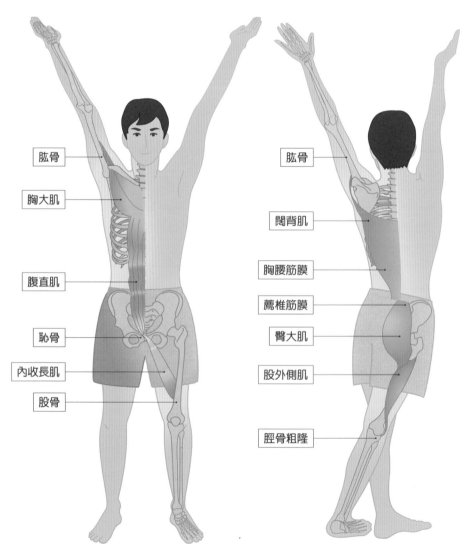

肱骨

胸大肌

腹直肌

恥骨

內收長肌

股骨

肱骨

闊背肌

胸腰筋膜

薦椎筋膜

臀大肌

股外側肌

脛骨粗隆

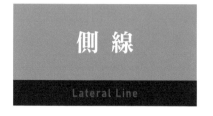

側線是對應到膽經。膽經的範圍是從
起於眼睛外側的瞳子髎穴，經耳後、
頸、腿部外側，止於第四趾外側的足
竅陰穴。

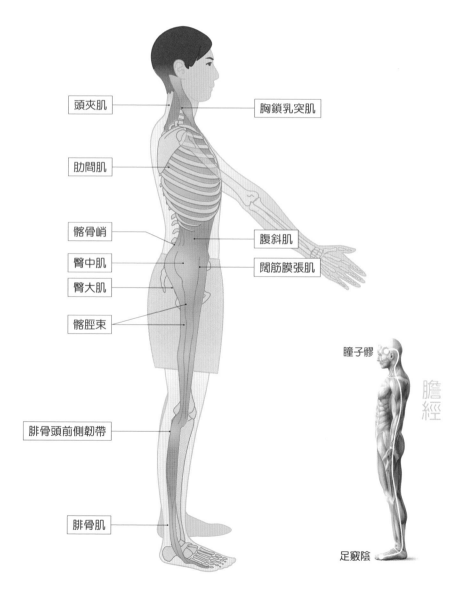

頭夾肌

胸鎖乳突肌

肋間肌

髂骨峭

腹斜肌

臀中肌

闊筋膜張肌

臀大肌

髂脛束

瞳子髎

膽經

腓骨頭前側韌帶

腓骨肌

足竅陰

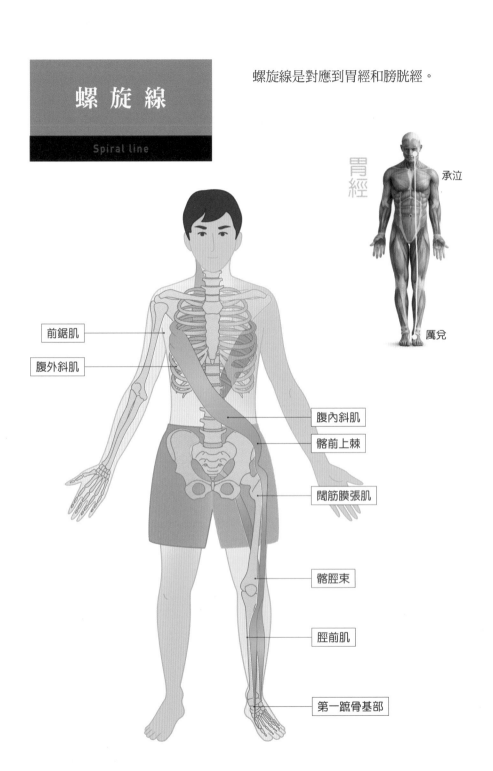

螺 旋 線

Spiral line

螺旋線是對應到胃經和膀胱經。

胃經

承泣

厲兌

前鋸肌

腹外斜肌

腹內斜肌

髂前上棘

闊筋膜張肌

髂脛束

脛前肌

第一蹠骨基部

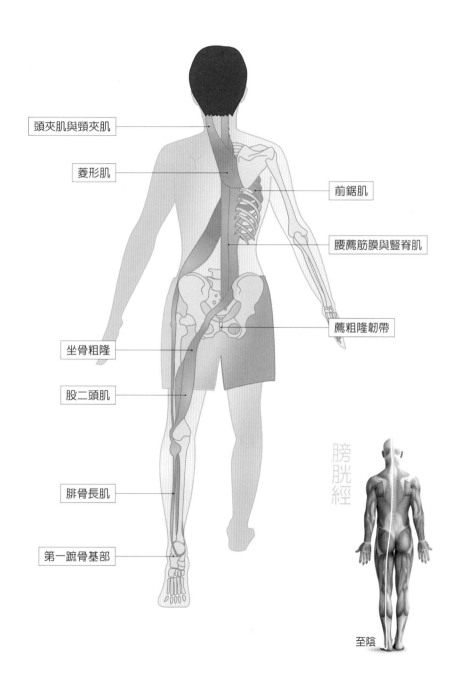

頭夾肌與頸夾肌

菱形肌

前鋸肌

腰薦筋膜與豎脊肌

薦粗隆韌帶

坐骨粗隆

股二頭肌

腓骨長肌

第一蹠骨基部

膀胱經

至陰

肌肉、筋膜健康很重要——筋柔則骨正

「筋柔則骨正」這是東方醫學流傳千年的名言，美妙地表達出，若肌肉筋膜等軟組織有健康的強度與柔韌性，就能把骨頭調整回正確的位置。就算骨頭被調整回對的位置，卻沒有將筋膜治療好，發炎的肌筋膜一樣會將骨頭拉回錯的位置。我也常說：「人體就像一座偉大的建築，而建物的安全性、人體的健康，都源自於架構——骨頭、韌帶就是鋼筋，筋膜、肌肉是水泥；有了水泥，鋼筋才能被穩穩的抓牢支撐，並擁有強韌的穩定性與耐震度，否則只是鬆散的殘枝。」

在古老中醫也有「筋長一寸，壽延十年」的智慧之說，其實也跟西方醫學的肌筋膜疼痛症的預防與治療，有不謀而合之處！

筋愈軟，拉愈長愈好？

很多人為了健康或放鬆伸展去學瑜伽，在上課時，看到隔壁的同學對折起來，覺得好厲害，很想效仿，這時運動傷害就要發生了！

過多不當的肌力訓練或過度伸展，很容易導致筋膜系統受傷、缺氧缺水，反而更容易造成全身性的筋膜發炎；且一味的拉筋、執著於體位法，甚至追求誇張的彎折角度，而忘記呼吸，並缺乏肌力鍛鍊，將導致韌帶過鬆、關節失去支撐而變窄（關節液變少），骨頭與骨頭互相碰撞的機率增加，導致嚴重的關節炎（請見右圖）。

同時，肌肉為了保護鬆動的關節而繃得更緊，使肌筋膜疼痛症更惡化！且錯誤的拉筋姿勢，容易產生退化長骨刺、甚至導致神經壓迫。

提醒大家，每個人天生的筋軟硬度不同，千萬不要過度勉強自己，透過後天的肌力鍛鍊、筋膜伸展與保養才是健康王道。本書將傳授你能安全保護、強健筋骨的鍛鍊與伸展技巧。

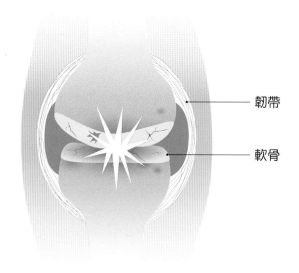

韌帶

軟骨

▲ 過度伸展造成韌帶過鬆，中間軟骨無法被固定，一直互相碰撞，導致關節發炎。

一小塊肌肉生病，全身都是病！

「肌筋膜疼痛症候群（MPS）」是最常見且最容易被忽略的病，原因在於診斷不易，而一小塊肌肉生病，卻也讓人全身都是病！

診斷困難，成了最易被忽略的「痛」

「肌筋膜疼痛症候群」是最常見、也最容易被忽略的疾病，原因在於身體的肌肉高達600多塊，其中的激痛點更是上千個，不可能每一個都去治療，因此醫師必須在聽到病人症狀後，就先知道是哪條肌肉生病了，才能快速解決疼痛。

要能正確找到身體每一條精細的肌肉，並精準定位激痛點的方式，主要仍是靠手指的觸診（Palpation），搭配醫師解剖學的專業，觸診時的位置、大小、質地、彈性都是關鍵；隨著科技的進步，醫學教育漸漸著重醫學影像的判讀，諸如X光、電腦斷層等，卻忘記了上天賜予我們最珍貴的禮物──雙手，其最敏銳的指尖觸感。

拜科技所賜，現有高解析度的超音波來輔助醫師找尋發病的激痛點，但效率與精確度仍遠遠不及手指觸感。加上醫師過度專科化，頭痛找神經內科、眼睛不適找眼科、耳朵不適找耳鼻喉科……但經過本書的介紹，你會發現，一個小小的頸部肌肉出問題時，竟會引發頭痛、視力模糊、耳朵痛，甚至耳鳴，所有科別的症狀一起來！

鮮少有醫師被訓練來診斷此問題，而這種病人就會在醫院裡看各種科別的

無數位醫師，卻找不到解藥；我的患者曾因偏頭痛，看了長達7年的醫師，打針吃藥都沒好，一直活在痛苦與恐懼中。

「代償效應」讓小痛變大痛

有時疼痛反覆復發，或治療完，反而出現更多疼痛，其實是因為身體早期出現異常時，沒有多加留意，出現了「代償效應」，什麼意思呢？

舉例來說，當我們跌倒、摔傷時，腳踝扭到，會覺得休息一下就好，沒什麼痛感就不予理會，此時可能就種下疼痛的種子！雖然不痛，但很可能已經發炎了，發炎的組織為了自保，當然會限制關節活動度，腳踝週遭發炎的肌筋膜被限制了關節活動度，身體只好讓腰臀及腿部肌群來代替做出步行等下肢活動，這些肌群就因過度使用而緊繃發炎，最後導致坐骨神經的問題（請參閱P.132腰臀腿不適）。

所以有些人會發現，當最明顯的疼痛治療好時，這邊不痛了，反而跑出其他地方的疼痛，這時不要害怕，其實是醫師找到問題根源，讓大魔王原形畢露了！

局部的肌筋膜開始發炎、無法工作，就需要其他的肌群來幫忙完成原本的動作，此時會導致這些額外來幫忙的肌群過勞，產生更嚴重的筋膜炎，這就是肌筋膜的代償效應。

長短腳也是疼痛根源！

長短腳、骨盆歪斜、脊椎側彎、高低肩……這些也可能是骨骼代償後出現的骨骼異常現象。當髖關節錯位時，將導致長短腳，骨盆為了平衡長短腳而歪向一邊，接著身體要平衡重心，因此脊椎開始側彎，同時帶來高低肩。而通常較長的這側，肌肉較容易過度使用，造成嚴重的肌筋膜炎，所以長短腳是否有被矯正回正確位置，讓身體兩側肌肉能平衡使力，也是疼痛會不會好的關鍵！

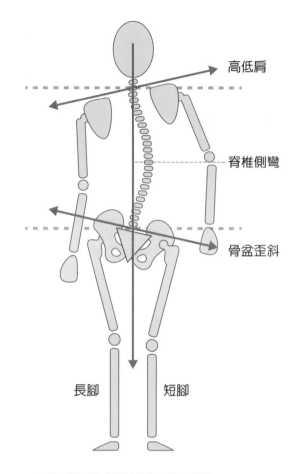

高低肩

脊椎側彎

骨盆歪斜

長腳　短腳

▲ 長短腳所造成骨骼代償的嚴重影響。

誰容易罹患肌筋膜疼痛症？

依結構性來說

　　姿勢不良、肌肉缺乏（肌少症）、過度使用（提重、運動過度、久站久坐等）、外傷（跌倒撞擊、拉傷、扭傷等）、動過手術（內部疤痕沾黏）、換過人工關節等族群。

依系統性來說

自體免疫疾病（如僵直性脊椎炎、類風濕性關節炎、紅斑性狼瘡等）、癌症、內分泌疾病（如甲狀腺亢進等）、營養失調、睡眠障礙、缺乏運動等族群，或是天氣寒冷時都容易有肌筋膜疼痛症。

依心理性來說

壓力、憂鬱、焦慮、精神疾病等容易引起肌筋膜疼痛。

不可小覷的纖維肌痛症

纖維肌痛症（fibromyalgia）的產生是因為一個重大情緒的起伏，加上局部的筋膜傷害，演變成全身性的肌筋膜炎，開始全身刺痛麻痛、僵硬緊繃，難以入睡，焦慮憂鬱也會隨之而來。國際巨星Lady Gaga就曾公開提到自己罹患此症，飽受困擾，且宣布暫別歌壇。由此可見，只要我們活著，就可能會和此症交手，只是程度嚴重的差異性而已。

什麼是「肌少症」？

由於科技進步，現代人多吃少動，肌肉漸漸萎縮，脂肪增加，以致於肌肉量不足以負荷生活機能，而成為「肌少症（sarcopenia）」。若患有此病會更容易讓單位肌肉所負荷的力量過多而發炎，進而導致肌筋膜疼痛症候群與關節炎，並引發骨質疏鬆、容易跌倒骨折，演變成全身嚴重的問題。想克服此難題，就快跟著本書的醫學瑜伽的肌力鍛鍊教學一起練習吧！

醫師說X光沒事，
但明明就很痛？

再精密的儀器，都無法照出筋膜發炎；而激痛點未被安撫，疼痛當然好不了！

激痛點未被安撫，痛當然好不了！

身為醫師，最怕病患的疼痛來自於骨折與神經壓迫，因為太嚴重的話，是必須開刀治療的。所以，通常X光片顯示骨頭沒有異常現象，醫師就比較放心，然後囑咐病人去做做復健，回家按時吃藥就會沒事，但真是如此嗎？

事實上，疼痛都源自筋膜，當筋膜發炎時，再精密的儀器，無論是X光或核磁共振（MRI），都無法照出來。

目前最新的醫療科技，針對筋骨疼痛治療的口服西藥仍極度受限，不外乎是這三寶：肌肉鬆弛劑、非類固醇消炎藥（NSAID）、胃藥（因NSAID藥物傷胃）。而醫師都知道這些藥只是欺騙大腦讓你覺得不痛，治標不治本，肌肉本身的激痛點未被安撫，痛就好不了，當藥效過了，痛也跟著現出原形，靠藥物治療會使源頭拖愈久，愈難康復。且長期藥物累積下來，會增加肝腎功能負擔。

請慎用的甜蜜毒藥

通常需要快速止痛時，醫師會在痛點注射俗稱美國仙丹的——類固醇

（Steroid），可能會有立即升天的舒服感，但千萬不能注射太多次，因為類固醇是「甜蜜的毒藥」，雖然可快速消炎止痛，卻會加速組織纖維化、變脆弱，嚴重一點，甚至有斷裂的風險；注射後，變脆弱的肌肉必須花更大的力氣來維持身體結構，因此很容易再度引發肌筋膜疼痛症候群（MPS）、增加疼痛復發的速度。

痠痛貼布真方便？小心腎衰竭！

大部分的痠痛貼布、藥膏，成分其實跟口服消炎止痛藥是一樣的。唯一差異在由腸胃道吸收或皮膚吸收，慢慢累積仍會造成肝腎負擔。長期濫用痠痛貼布，還會因藥物過量導致腎衰竭，甚至死亡的可怕後果。

不過，在中醫與印度傳統醫學阿育吠陀（Ayurveda）中，有些藥膏貼布是以天然草藥、植物、食物製成，對消除腫痛的效果很好，相對也沒什麼副作用。使用時請務必先了解貼布的組成成分，避免造成難以回復的傷害。

治療後，
疼痛仍會復發？

再好的治療方式，仍必須搭配量身打造的醫學瑜伽運動，才能避免疼痛
再次復發！

沒好好保養，容易復發！

「醫師，我的疼痛還會復發嗎？」這是我最常被問到的問題之一，老實
說，再怎麼好的治療方式，如果沒有好好保養，都可能復發！

人是動物，我們要「動」才能生活，但「動」這個動作全靠著身體的肌肉
一起分工合作完成，動得不對（如姿勢不良）、動太多（肌肉過度使用）、
動太少（肌肉萎縮），都會造成「肌筋膜疼痛症候群」蓄勢待發，再次讓
疼痛復發。

疼痛不復發的最強防護罩

在疾病對應的關鍵肌肉上所畫的激痛點（「X」記號），以吹風機吹熱約
5～10分鐘（但要避免燙傷），可使肌肉與筋膜血液循環變好、更有彈性與
韌度，搭配醫學瑜伽的肌肉筋膜伸展鍛鍊，即可打造出身體最強健的防護
罩。同時，在生活中保持書中提到的正確姿勢、避免錯誤姿勢與運動模式，
疼痛將不再找上你！

也請務必「避免該肌肉受寒」，直吹冷氣也不行，因為溫度低時容易降低

肌纖維的韌度，讓他們更脆弱、更易受傷發炎，這也是為何很多人的疼痛在天氣轉冷時會愈發嚴重。

疼痛可以不藥而癒！

本書所分享的是每個人都會遇到的疼痛難題，並經由最科學化的醫學實證，精準的對症下藥，量身打造的醫學瑜伽動作，配合治療實例、患者親身練習的改善、治療心得分享，毫無藏私地分享給各位。

雖然症狀嚴重時必須經由乾針治療，但是就算治療好了，如果姿勢沒保持好，加上缺乏鍛鍊肌力、筋膜彈性，疼痛還是很快會找上門喔！所以，仰賴自己努力，才是疼痛最好的解藥，讀完本書，你一定能變成自己最好的疼痛治療專家！

肌筋膜疼痛症候群的國際治療方針

肌筋膜疼痛症候群（MPS）的國際治療方針，涵蓋4大原則：
①乾針／激痛點注射。
②熱療。
　例如：熱敷、紅外線、吹風機吹熱等方式。
③肌筋膜伸展（醫學瑜伽伸展訓練）。
④提升關節穩定度（醫學瑜伽肌力訓練）。

疼痛自救！
鬆筋解痛的醫學瑜伽

醫學瑜伽非常適合每一個族群，無論在預防、解決疼痛、保養、修復等
身體保健非常受益。

瑜伽就是要彎折身體？

很多人誤以為瑜伽只是在拉筋，其實瑜伽起源於印度人在幽靜的森林中靜
坐練習呼吸、內觀冥想，後來漸漸模仿各種動植物的型態，並運用於人體，
發展為現今你熟知的瑜伽體位法。

但因瑜珈教學過度商業化，業者為吸引目光，常請模特兒做最彎折的動
作，放在廣告宣傳上，塑造成美的象徵，導致民眾容易誤以為：瑜伽就是
要凹到這樣、這樣拍照起來很美（帥）、我一定要比旁邊的同學做得更完
美……

錯誤認知、比較的心態下，讓許多人只為了完成動作，忘記了最重要的
「呼吸」「傾聽身體的聲音」。這就是為何在瑜伽風氣盛行的今日，每天
都有因練習瑜伽而受傷的人上門求診。

其實，瑜伽有許多動作是在鍛鍊肌耐力和肌力，不只有拉筋伸展而已。舉
例來說，棒式在鍛鍊核心肌群的肌耐力、倒立也是強化肌力的動作。做瑜伽
時，不是只著重在動作是否到位、好看，而是想想做這些動作時，會運用到
哪些肌肉、伸展哪些肌肉？並時刻察覺你的呼吸節奏、快慢、深淺，這些才
是做瑜伽時，最重要的核心觀念。

老師都會受傷了，何況是學生

當你走進一間瑜伽教室，就會看到五花八門的瑜伽課程，每種課程強調的重點都不一樣，好的老師會幫你篩選適合的課程，引導你循序漸進，健康練習並愛上這個運動；但不是每個人都那麼幸運，能遇到好的瑜伽老師，這時很可能會一直看著台上老師的動作，然後依樣畫葫蘆，萬一學生很多，老師來不及一一調整每個人的動作，你很可能就這樣踏入了運動傷害的深淵，造成難以抹滅的傷害，疼痛開始巴著你不放。

我曾經在大型瑜伽會館擔任顧問，主要是幫忙挑選瑜伽老師。當時，有堂很夯的課程，叫做流動瑜伽。台上的名師一個瑜伽動作停留不到 5 秒，然後瘋狂換動作，台下的學員上氣不接下氣、抬頭看著老師做，脖子都快扭到了，又急忙地回頭把自己的身體擺到和老師一樣的位置。

就這樣看著很多學員正在做傷害脊椎的動作卻渾然不知，而老師也因忙著快速更換動作，沒有下來矯正學員的姿勢，看得我心驚膽顫……後來該老師知道我是醫師，過了半年才私底下告訴我，她有很嚴重的背痛問題，長期都在做復健，但症狀都沒有改善。

提醒正在練瑜伽的你，其本意是為了讓我們緩解病痛，沒病強身更健康，萬一練了更糟，不是得不償失嗎？

無論是入門的學員或資深的練習者、老師，都常因不當練習或不知什麼姿勢會有傷害而受傷，前來求診，因此我會在診療時將醫學瑜伽一併傳授給患者，教導如何避免受傷，大幅降低以後需要就醫的機率。

醫學瑜伽找出身體弱點，對症下藥

醫學瑜伽的特性在引導你找出自己不夠的肌力，加以鍛鍊；同時找出過度緊繃的肌筋膜，且已有痠痛或嚴重症狀者，更要勤做筋膜伸展，讓筋膜恢復健康的韌性，若筋膜的伸縮彈性良好，肌力又足夠，就像黃金盔甲般護身，足夠應付很多意外，像是跌倒或拉傷時，能保障自己免於疼痛過久，並加速

復原，反之，筋膜若沒有彈性，肌力也不足，身體就容易受傷、出現筋骨關節病變等問題。

練習瑜伽的 3 不！

練習瑜伽時，要避免「痛、快、憋」。伸展時有緊繃感即可，過度伸展感覺到痛，是很危險的；且不能快速劇烈，不能憋氣！瑜伽是非常緩慢的運動，最重要的是配合深層的呼吸，並傾聽自己身體的聲音去做，不能勉強。

一定要學習醫學瑜伽 5 大理由

❶ 融合中西醫學的呼吸

醫學瑜伽的主架構是以「呼吸」為主，並融合中西醫學以深層的呼吸牽動內臟筋膜，再搭配肌筋膜鍛鍊，最容易放鬆筋膜，帶動全身的氣血循環。

❷ 疼痛治療導向的筋膜伸展

痛的根源都是肌筋膜繃太緊而發炎，因此透過症狀檢視，了解自己是哪一塊肌肉、筋膜發炎，加以伸展後可降低發炎、緩解疼痛；沒有症狀的人，也能藉此保養身體，預防未來筋骨疾病的發生，是最好的運動治療處方。

❸ 避開容易受傷的危險姿勢

以最科學實證化的運動醫學和肌筋膜臨床治療經驗，教你避開人體最容易因為姿勢不良或錯誤動作，而使脊椎、骨關節與肌筋膜受傷的危險因子。

❹ 鍛鍊不足的肌力

醫學瑜伽肌力鍛鍊是以強化連接上下半身的關鍵核心肌群為主軸。在深層伸展、筋膜發炎緩解後，鍛鍊身體不足的肌力，同時持續伸展（避免二度緊繃發炎），幫助身體打造出最健康的防護層。

持續過度的鍛鍊肌肉，將使筋膜過緊，導致肌筋膜疼痛，疼痛加劇，因此疼痛期絕對不能練發病肌群的肌力！

有按摩的習慣，還要做醫學瑜伽嗎？

很多人誤以為不必做運動，有去復健、推拿、按摩……就可以遠離疼痛，這是錯誤的觀念。這些行為屬被動性，或許能幫助筋膜短時間軟化，但肌纖維沒有被真正伸展開，很快就會復發；加上施予者無法知道你自身的感覺，一不小心很容易受傷。

所以，想要將糾纏的筋膜解開，一定要做主動性的伸展運動！

❺ 男女老少都適合

所有初階版的醫學瑜伽都很簡單、容易做到，適合不同年齡層的族群，高齡者也不用擔心，因為連95歲的老奶奶都曾在我的門診開心示範醫學瑜伽動作。若從小就有「適度」伸展的好習慣，就能降低骨骼發育時被筋膜緊繃的限制，能愈長愈高！相對的，很多年長者因沒伸展，導致筋收縮變短、駝背，因此愈來愈矮。

無論對於預防、保養、修復自癒等身體保健都非常受益。另外，勤做醫學瑜伽，還能提升工作和運動效率喔！

乾針，
解除疼痛的根源！

乾針治療不用藥物，靠的是醫師雙手精細的觸感，且治療後配合醫學瑜伽伸展，能加速痊癒、大幅降低疼痛的復發率。

什麼是乾針治療（Dry Needling）？

乾針的前身稱為「激痛點注射（Trigger point injection）」，隨著1942年肌筋膜炎問世時，同時被發表，是以麻醉藥注射至肌肉中的激痛點，克服了很多當時無法治療的疼痛難疾，但仍有藥物副作用的問題。隨著科技演進，在1979年，有個重大的發現：可以不用藥物，就能治好疼痛，為什麼呢？

當時捷克的神經科醫師 Dr. Karel Lewit 發現非藥物、單純以絲狀針尖（Filiform needle）刺激，就能誘發特殊的脊髓反射：「肌肉跳躍（LTR, local twitch response）＋人體自癒機制」，將激痛點去活化（關閉疼痛根源）、停止肌肉筋膜發炎反應，使肌筋膜系統重啟、自主排列修復，並讓肌肉、肌腱、韌帶、硬軟骨活化增生，即可改善、治癒疼痛；也因不加藥物，因此命名為「乾針」。

同時，肌肉跳躍時能將輕微錯位的硬骨拉扯矯正回正確位置，所以還能達到安全整脊的效果！（但嚴重骨頭錯位時，例如長短腳，我仍會先以徒手治療矯正回原位，再實施乾針，才能有效根治）。

小提醒！網路上有些醫療資訊說乾針是用針去把沾黏的筋膜撥開鬆解，完全是錯誤的說法。

乾針 ≠ 針灸

因乾針是西醫醫學的針法「針刺激痛點中的敏感點（sensitive locus）」，針灸則是將針插入穴位並配合灸法，美國已明定區別乾針和針灸（Acupuncture）是完全不同的。

而乾針的針身沒有刀片（不是針刀、扁針、圓針），不會切割任何組織，所以不會造成神經血管斷裂損傷、日後組織沾黏的問題。

但最有效的乾針治療需要診斷出正確的病發肌肉，並很精準地刺到超微小的點，產生肌肉跳躍，才會有療效。此技術不借用藥物，完全仰賴醫師雙手精細的觸感，因此是目前技術上極為困難的治療。治療後若配合醫學瑜伽伸展，能加速痊癒、大幅降低復發率。

肌肉會不自覺跳動？

有時在休息時，你會發現自己的肌肉不自覺在跳跳跳，不要嚇到，這就是你的身體正在啟動筋膜自我修護的反應喔！

乾針能治療哪些病症？副作用？

乾針主要可以治療急慢性筋骨痛、酸麻無力、肌腱韌帶撕裂發炎、筋膜炎、運動傷害、骨刺滑脫退化、椎間盤突出、膝蓋半月板破裂、股骨頭壞死、神經壓迫損傷、坐骨神經痛、脊椎側彎、骨盆歪斜、五十肩、頭暈痛、失眠、耳鳴、三叉顏面神經、失禁/頻尿、性功能障礙、性行為疼痛、痛風、經痛、靜脈曲張、纖維肌痛、手術後遺症、僵直性脊椎炎……等自體免疫疾病。

乾針也能治療各式疑難雜症、感冒、過敏、鼻炎、便祕、婦科、中風復健、不孕症、瘦身、腸胃疾病、帕金森氏症、過動症、妥瑞症等。

若有服用抗凝血劑的人，扎針較一般人易出血，可能瘀青。若免疫力不全、糖尿病患者，皮膚有可能出現紅腫發炎感染（但機率約萬分之一）。

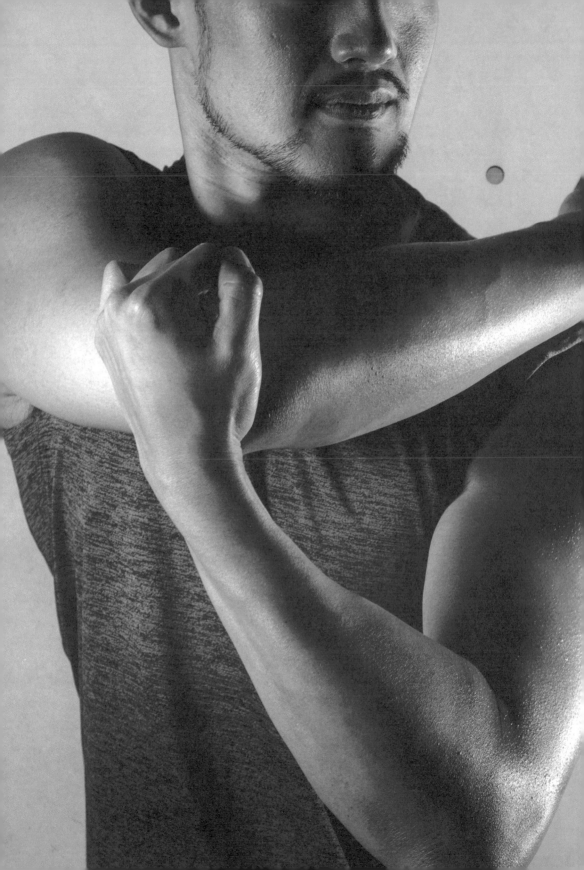

Part 2

7種「上半身」常見的痠麻痛

頭痛、偏頭痛
眼壓高

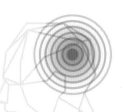

高危險群

低頭族、電腦族、牙醫、外科醫師、搬重物、慣性聳肩、側睡。

可能的症狀表現

耳鳴、頭痛、偏頭痛、頭暈、噁心嘔吐、眼眶眼睛痠痛、眼壓高、乾眼、流淚不止、視力模糊、額頭痛、顳顎關節障礙、顏面神經失調麻痺、三叉神經痛。

「醫師？為什麼我的偏頭痛都好不了？」每個人都有頭痛的經驗，但慢性頭痛就像不定時炸彈，無時無刻在啃蝕著我們的身心靈，在門診半數頭痛的個案，都已痛到引發焦慮憂鬱，轉而求助心理治療，甚至累積的藥物毒性都已侵蝕肝腎……到底該如何有效遠離頭痛呢？

醫療實例 1 **醫學瑜伽成功擊退與預防偏頭痛！**

陳小姐是不到30歲的語言治療師，因長期偏頭痛來求診。她的偏頭痛通常有單邊眼睛乾澀脹痛、視力模糊，再來右肩頸會明顯感到緊縮，如果這時沒有立即吃藥或喝黑咖啡，眼眶與太陽穴會開始抽痛，接著暈倒嘔吐。由於症狀太嚇人，家人、同事們都很擔心她。

但已看遍各大醫療院所，醫師都無能為力，醫學影像檢查也全部正常，最後只能開消炎止痛藥、肌肉鬆弛劑，但效果有限。

其實這是很嚴重的筋膜炎，在做了雙側胸鎖乳突肌的乾針治療後，我再三叮嚀，請她回家一定要持續做醫學瑜伽伸展，才能避免症狀再復發。

1個月後她傳訊息給我：「醫師，謝謝你，醫學瑜伽對我右側胸鎖乳突肌的放鬆幫助很大！ 昨天原本有偏頭痛的預兆，我做了醫學瑜伽伸展後，一整天平安度過，我想有太多『不明原因的頭痛』都是肌肉引起的，我長達7年的偏頭痛終於有解了，感謝你！」半年後，她再次傳訊息給我，她說自己已經不知道頭痛是什麼了！

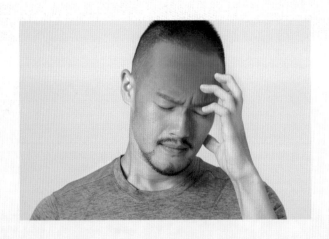

每天15分鐘醫學瑜伽，頭痛不再來！

一位52歲的紡織廠女老闆，每當頭痛發作時，從肩膀到頸部、兩側的眼眶眼睛、額頭、腦、整顆頭都在痛。且一痛就24小時，隔天才會好，常因此失眠。通常她只要頭吹到風、壓力大，就開始痛，吃再多止痛藥都沒用！有時痛到暈、天旋地轉，視力模糊需要人攙扶，還摸到有頸部硬塊……

我立即診斷是胸鎖乳突肌激痛點已過度活化，造成肌纖維發炎肥厚，形成可觸摸的腫脹結節。所以一定要做乾針治療，治療完肩頸肌群後，她馬上感覺到放鬆。

過了半年，她回診時燦笑說：「謝醫師，自從上次治療後，頭痛沒有再發作了，可能也是我每天都至少做15分鐘的醫學瑜伽，肩頸不再僵硬緊繃，也讓我工作效率提高、心情也變好，很多憂鬱煩躁的事都沒囉！」

為什麼會頭痛？

胸鎖乳突肌和斜方肌（請詳見P.66），是引發頭痛最重要的角色，它們一起將頭顱固定在頸椎上。所以，不當的頭部前傾姿勢（打電腦最常犯）、低頭（滑手機），都容易導致這些肌肉過度負荷、緊繃發炎，接著激痛點就開始傳導擴散，使頭臉部、眼睛……所有相關的筋膜都可能會發炎，若沒有將這些激痛點關閉、並多做醫學瑜伽伸展，頭痛當然無法根治。

主要致病肌肉有哪些？

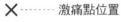

Sternocleidomastoid, SCM

對稱於頸部兩側。因肌肉從頭骨的乳突處（耳垂內側）連結至鎖骨和胸骨，故名之。

影響區域包含了整個頭部、臉、眼睛眼眶、耳朵、顳顎關節、整圈頸部、胸口。

✕ ------ 激痛點位置

🔘 ------ 肌肉位置圖

🔴 ------ 轉移痛的筋膜分佈

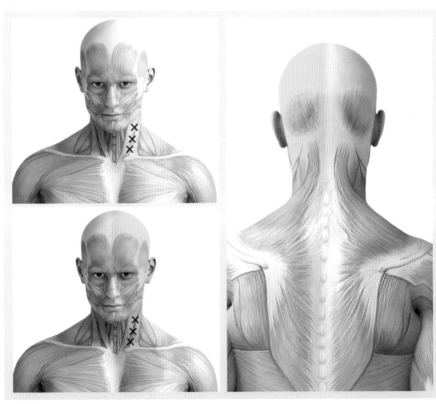

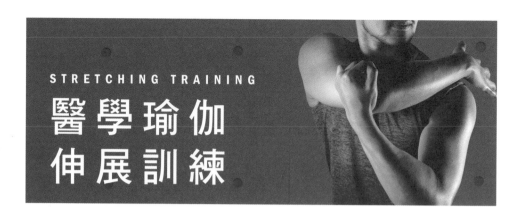

STRETCHING TRAINING
醫學瑜伽
伸展訓練

肩頸伸展

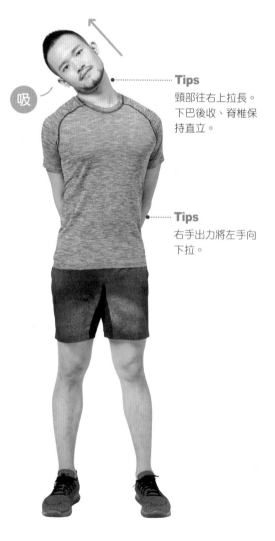

吸

Tips
頸部往右上拉長。
下巴後收、脊椎保
持直立。

Tips
右手出力將左手向
下拉。

01

站立,雙腳打開,與肩同寬。右
手出力從後側將左手往下拉,左
手放鬆。
吸氣,頸部往右上方拉長,可感
覺左側肩頸痠脹。

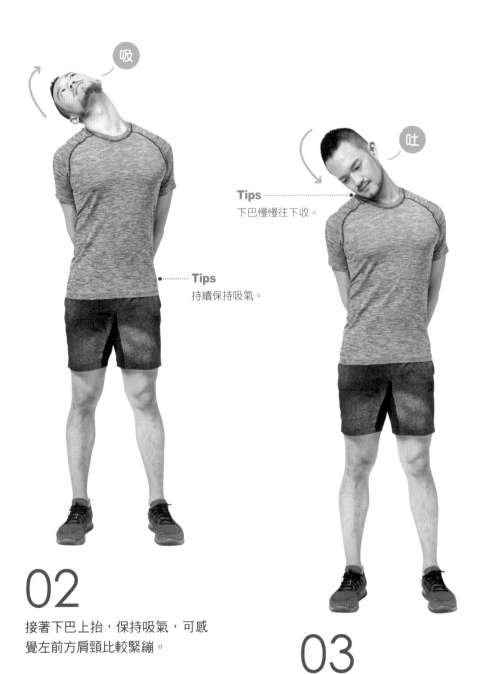

吸

吐

Tips
下巴慢慢往下收。

Tips
持續保持吸氣。

02

接著下巴上抬，保持吸氣，可感
覺左前方肩頸比較緊繃。

03

吐氣時，把下巴往下收，這時會
感覺左頸後側肌肉深層伸展。

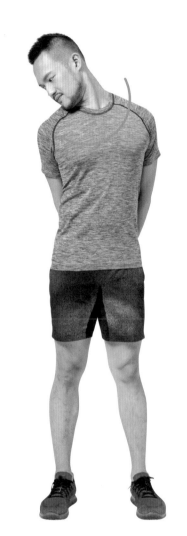

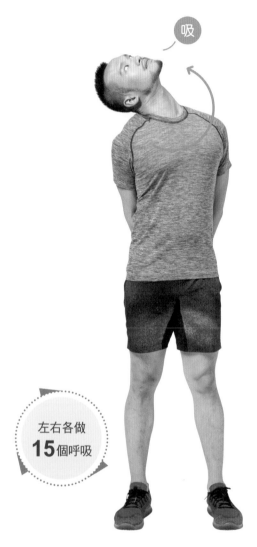

吸

左右各做
15個呼吸

04

接著把頸部往右邊轉動,轉到你
能承受的極限。

05

往右後上方旋轉朝上,可感受左
側脖子痠脹感,重覆同樣步驟約
15 個呼吸,再換邊。

Dr.Victor
生活保健小提醒

Q：拉脖子、拉腰有用嗎？

A：頸椎、腰椎的患者常會問我：「做完乾針治療，還能去拉脖子嗎？」「為什麼本來只是痠痛，去拉拉腰結果腳就開始麻了？」

拉脖子、拉腰，又稱頸椎牽引、腰椎牽引。是一項在台灣復健醫學中，只要懷疑有頸腰椎病變的患者，普遍都會做的治療。這是透過簡易物理原理，將身體的負重降低，達到讓椎間盤放鬆壓力的效果。吊單槓，也是腰椎牽引的概念、倒立機也是相同概念，只是有血管或眼睛疾患的人不適合。

此治療可以緩解當下不舒服，但無法將病因根除（發炎的肌肉仍繼續發炎）。且症狀嚴重的人，像是疼痛範圍廣、外加上下肢的麻痛，代表筋膜已嚴重發炎繃緊，若用這種機械的外力去拉扯，很容易拉傷筋膜，特別是被外力拉住的同時間心情容易緊張，讓潛意識中的肌筋膜繃得更緊，造成症狀加劇，所以接受治療前一定要審慎評估。

按摩風池穴解痛

風池穴

頭夾肌也是容易產生後頸痛頭痛的位置，恰好是中醫穴位──風池穴區域，意思是風寒最易入侵的門戶，因此受寒、頭痛、感冒等問題，可按摩此穴。

精準定位 恰好在後腦杓下方（摸到硬硬的枕骨後，往下）外側，左右各有一個凹槽。

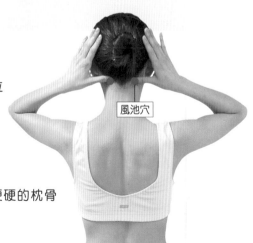

風池穴

肩頸痠痛（頭暈）

[別名]　· 頸椎病
　　　　· 水牛肩／圓肩
　　　　· 頸椎退化
　　　　· 富貴包（頸背交接處長一大包）
　　　　· 眩暈症（梅尼爾氏病、前庭神經炎、
　　　　　內耳水腫）
　　　　· 高血壓、中風（間接導致）

高危險群

低頭族、理髮師、牙醫、老師、
單肩背包包者。

可能的症狀表現

肩頸僵硬痠痛／卡卡、頭痛、眩
暈、耳鳴／聽力下降、失眠、駝
背、顳顎關節障礙。

拜智慧型手機等3C的便利生活所賜，讓我們
原本要往上長高的頭，卻往地上去了！肩頸疾
病看似小問題，卻會導致頭痛、眩暈、失眠，
甚至中風……嚴重影響日常生活，不可小覷，
那應該如何預防並有效根治這個問題呢？

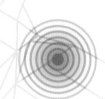

醫療實例 1　**查不出病因的頭痛眩暈，元凶竟是肩膀！**

一名在業界已25年的資深髮型設計師。2年前開始，只要起身走動就開始暈，有時天旋地轉，有時像暈車，嚴重時還會嘔吐。

她去醫學中心的神經內科與耳鼻喉科做了所有檢查，都找不出原因，醫師只說疑似罹患梅尼爾氏症，開了一些抗眩暈藥物。吃完藥後當下覺得舒服，但不到一天、藥效過後又狂暈，起床時都要暈個幾十分鐘才能下床，晚上也很難入睡。

因為她的職業必須長期抬高雙臂幫客人弄頭髮，肩頸肌群的肌纖維嚴重腫脹與沾黏，所以肩頸有長期痠痛，工作完更痛的狀況，也因此引發眩暈症。在忍痛接受雙肩乾針治療後，我請她試著起身走路。果真，原本暈到無法站立的她，立刻覺得不暈，眼前一亮，視線精準清晰，肩頸感到輕鬆許多。診療結束後，我叮嚀她每天都要熱敷並做醫學瑜伽伸展。

半年過去了，最近收到她的訊息：「醫師，我每天很認真地熱敷，加上醫學瑜伽伸展，現在起床超有精神，只有當疲累或壓力大時會感到不適，但伸展一下就好了，且一次眩暈都沒有發作過，真的太感謝你了！」

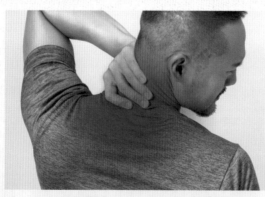

太神奇了！頭痛、視力模糊一夕間消失

　　吳醫師是一位牙醫診所院長，她每天斷斷續續約3小時會處在嚴重頭痛中，特別是替病人看診或下診後。疼痛的部位從眼眶上方繞到太陽穴、耳上、後腦杓，近似孫悟空所戴的金箍位置。

　　我先透過牙醫這個職業長期會有的「低頭、歪頭、抬肩」等特殊姿勢，推測她應該有肩頸痠痛加上失眠問題。在她看完診、頭痛欲裂時，我幫她治療相關的肌肉群後，她不可思議地說：「太神奇！我的頭不痛了，眼睛好像也變明亮，是錯覺嗎？」因為慢性的肌筋膜疼痛症候群會導致神經發炎，使視線變模糊，但這在眼科儀器上卻無法發現。她知道這是牙醫師的通病，所以馬上一起帶著整間診所的醫師和員工跟我學醫學瑜伽伸展，除了希望自己的頭痛別再犯、員工也能夠更健康。

　　隔天，她致電我：「我已經好幾年沒有睡得像昨天一樣好了！一覺到天亮，精神飽滿，連皮膚都變好了，謝謝你特地來做醫學瑜伽教學，有好幾位牙醫學長姐已經迫不及待要跟你預約了。」

為什麼會肩頸痠痛？

　　主因是姿勢不良，如長時間聳肩、舉手、低頭、下巴前凸、長時間冷氣直吹。另外也跟壓力大、疲勞、甩脖子拉傷、睡姿不良有關。

　　肩頸病的主因是肩頸肌肉超出負荷的不當使用，而形成過度使用症候群（Overuse Syndrome）。換句話說，你叫肌肉超時做高負重的工作，這時肌肉過勞、開始發出訊號求救，提醒你要好好休息保養它，不然要罷工了！現代人壓力大又過勞，看3C產品的姿勢不良，更加速此症的嚴重程度。

　　且當傳導痛蔓延至頭部的筋膜發炎時會引發頭痛，連帶神經受發炎物質刺激或組織壓迫就會導致頭暈、噁心嘔吐、嚴重不適到失眠、視線模糊等，都是很常見的。

肩膀像石頭一樣硬？小心是中風前兆！

　　長久的肩頸肌肉緊繃促成肌筋膜疼痛症候群，肌肉與筋膜的長期發炎促使肌肉開始纖維化，換句話說，原本健康的肌肉筋膜因為發炎這場戰爭，變成了很多屍體，這些屍體就雜亂無章地黏合成緻密肥厚、沒有彈性、看似粗大卻沒有效率的肌肉組織，稱為軟組織沾黏（疤痕組織）。

　　不只如此，肌肉纖維化後變得沒用處，剩餘健康的肌肉要花更多力氣才能支撐住骨骼（代償），會加速纖維化與鈣化的發生，惡性循環，最後肩膀變得極度僵硬腫大、駝背。當組織四處沾黏時，重要的血管與神經也難以倖免，會讓神經被纏繞壓迫、降低血管壁彈性並阻礙流動，使組織缺氧；當通往腦部的血管循環受阻嚴重時，可能導致高血壓、甚至中風，不能不留意！

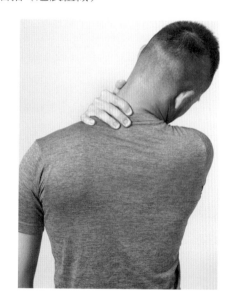

主要致病肌肉有哪些？

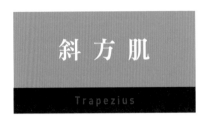

斜方肌

Trapezius

斜方肌是覆蓋在肩膀上最大塊的肌肉，主要控制我們抬頭、提肩的動作，也是穩定肩頸骨骼的關鍵。因為最常使用，也是最容易造成肩頸痠痛的元凶。

影響區域包含了肩膀、中上背、後頸、側面頸部至頭部、耳前下（下巴後方）、顳顎關節。

✖ ------- 激痛點位置

⬤ ------- 肌肉位置圖

⬤ ------- 轉移痛的筋膜分佈

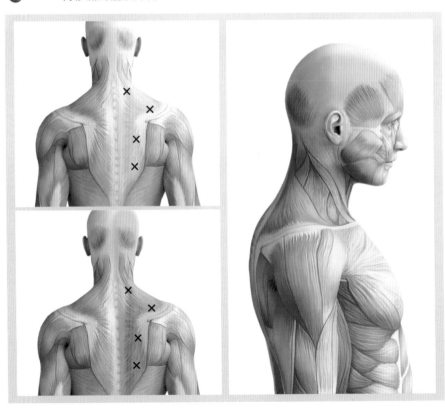

提肩胛肌

Levator Scapula

顧名思義,這塊看似細小的肌肉可將我們的肩胛骨上提、轉動頸部,是影響頸椎穩定度的關鍵肌肉之一。

筋膜影響區域包含了肩膀、上背、肩胛骨內緣。

✕ ------- 激痛點位置

⬤ ------- 肌肉位置圖

⬤ ------- 轉移痛的筋膜分佈

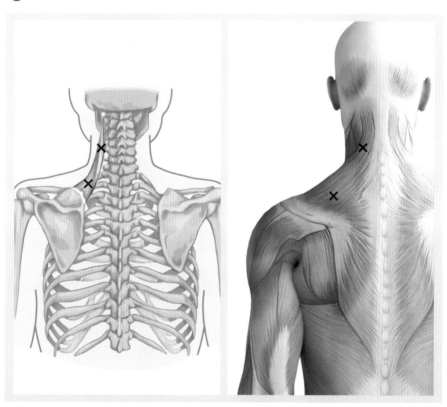

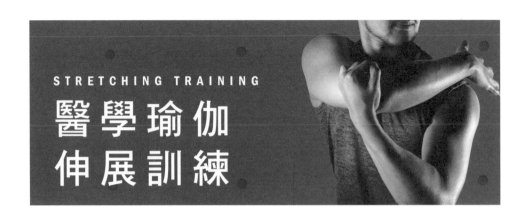

STRETCHING TRAINING

醫學瑜伽
伸展訓練

頸前側伸展

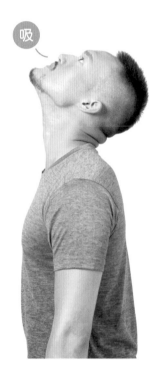

吸

01

吸氣時，下巴往上拉長，舌頂上顎。

Point

可感覺頸前側有很深的延展。

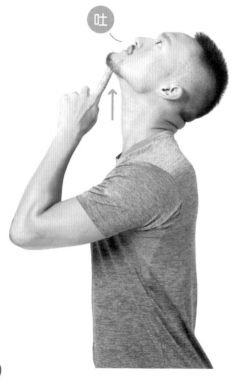

維持呼吸
3個

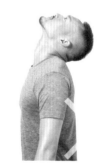

02

吐氣時，用食指頂住下巴正中央，稍微往上，可以讓伸展更加完全。

小提醒！切記不要把頸部往後夾，這樣會壓迫到椎間盤。

小提醒：需搭配 P.58 的肩頸伸展，完整做完才能有效改善！

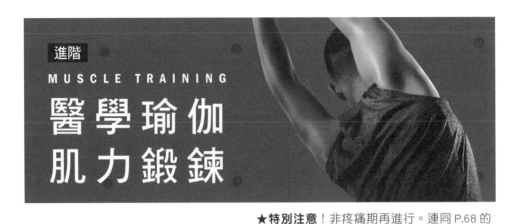

★**特別注意**！非疼痛期再進行。連同 P.68 的醫學瑜伽伸展完整做完，不只放鬆肌筋膜和肌肉，還能使肌肉變強壯，連帶頸椎也會被帶回最正確舒適的位置。養成習慣後，肩頸或手痠麻痛的症狀很容易就能改善。

頸後肌群鍛鍊

維持呼吸
3~5個

01

雙手環抱後腦杓，深吸氣，吐氣時頸部開始往後仰，雙手向前上推，頸部後側持續用力向後推手。

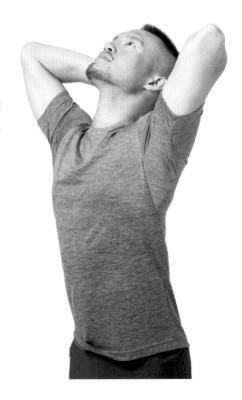

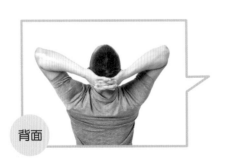

背面

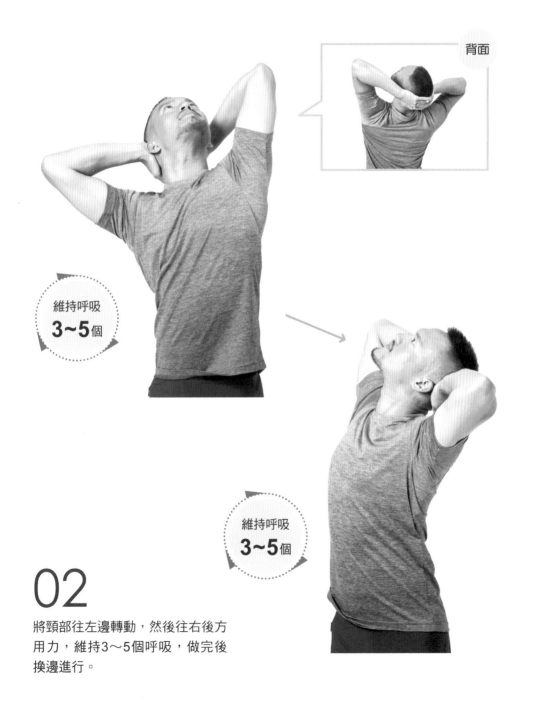

背面

維持呼吸
3～5個

維持呼吸
3～5個

02

將頸部往左邊轉動，然後往右後方
用力，維持3～5個呼吸，做完後
換邊進行。

Dr.Victor

生活保健小提醒

肩頸肌群不過勞的日常保養運動

可以隨時在辦公室進行這個保養運動，讓過勞的肩頸肌群得到舒緩，並記憶放鬆的肌群位置。

01

吸氣時，雙肩聳起。

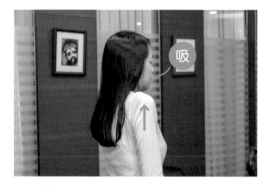

02

吐氣時，讓雙肩向下用力向下甩放，讓身體記憶肩膀最放鬆的位置與感覺。

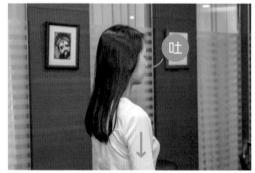

Dr.Victor
生活保健小提醒

頸部常見的 **NG** 動作

NG! 往後夾頸部或聳肩

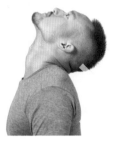

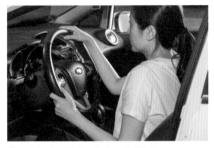

① 若你過於後仰，感覺後腦杓碰整個貼在
　後背了，會讓頸部和肩部肌肉更緊繃、
　更壓迫脊椎，使椎間的距離更狹窄。

② 開車或手舉物品時不要聳肩。

NG! 手壓頭

這個用外力壓頸的動作，若施力不當，很容易造成頸椎椎間盤的壓迫，特別是
已經有神經明顯壓迫的人，請勿執行。

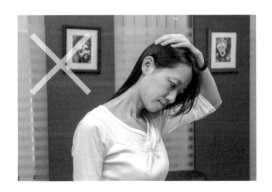

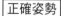 **NG!** 看手機時常習慣低頭

錯誤姿勢

未收下巴或頭部前傾，會導致頸椎錯位，使頸部肌群費力緊繃，誘發MPS，使脊椎受壓迫。長期累積會導致椎間盤突出，甚至神經壓迫。

正確姿勢

觀看時後收下巴，耳垂大約在鎖骨肩膀連線中點的上方，會發現無法把頭壓那麼低，其實這是身體的自我保護機制，養成習慣可預防很多頸部疾病。

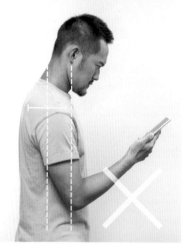

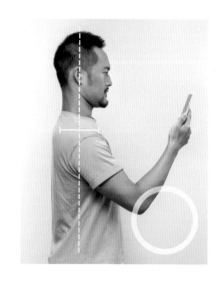

Tips
耳朵一離開肩膀的中線，就是
頸椎開始哀嚎的時刻！

Point

①若觀看物很低，建議移動視線向下，或將物品拿高，即可避免「低頭」動作。

②不要趴著看書。採趴姿時，因手臂要支撐地面，愈容易聳肩。且頭部會下墜，頸椎走位，後頸肌群要更費力才能支撐住頭部，很容易就誘發肩頸肌群MPS。且因為這姿勢造成看書距離過近，容易傷害眼睛。

NG! 打電腦時習慣聳肩

錯誤姿勢

手肘無支撐時，肩膀勢必費力聳起來分擔手臂的施力，長時間必然造成肌肉疲勞，甚至駝背。

正確姿勢

手肘有桌面支撐，肩膀容易放鬆，手臂也跟著輕鬆許多；此時可輕易抬頭挺胸，脊椎也跟著健康不走位！

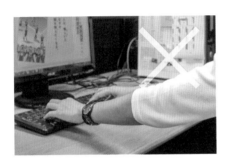
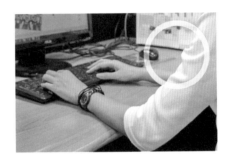

Point

①單肩背包包、肩膀夾電話……等，都是另類的聳肩。單肩背勢必讓半邊肩膀出力聳起，長久下來不只會肩頸痠痛、更可能導致脊椎側彎。改成手提拿包可減緩聳肩，若能雙肩背最好。

②用肩頸夾著講電話，單邊肩頸肌群會過度使用而發炎，長久累積會引發偏頭痛。

頭痛、眩暈未緩解時要小心

有頭痛或眩暈的問題，但做完醫學瑜伽卻沒有緩解你的症狀，可能是腫瘤、腦中風、小腦異常、耳石脫位所導致，不可輕忽。若懷疑有腦中風，就醫前可做以下測試：

· 吞嚥喝水測試，看是否有延遲吞嚥的現象。

· 自然伸出舌頭，看是否有偏向某一側。

· 可觀察說話時是否較平常遲鈍或臉歪嘴斜（通常較為細微，較難看出）。

若懷疑有中風現象，請務必立刻至急診就醫！

這樣睡，保護頸椎不受傷！

改變睡姿，改善全身疼痛？

曾有一位患者抱怨，她本來只是肩頸僵硬與頭痛，但腰痛、小腿腫痛、腳底痛卻在一個月內陸續出現。問診後才知道，因她覺得枕頭太高不舒服，所以乾脆不睡枕頭，從那時開始出現全身痛症狀。

其實，這是背部筋膜發炎問題，我請她捲一條毛巾將頸部下方騰空處填補起來，藉此讓頸部筋膜在睡覺時可放鬆。隔天她傳訊給我：「之前每天起床都覺得身體痛且僵硬，需要伸展一下才能下床，但今天感覺超級輕鬆、可以直接跳下床！」

正確及常見錯誤睡姿

○正確睡姿──低枕

可維持並支撐住頸椎最自然的曲線，頭部有支撐卻不上頂，頸部肌肉最放鬆、呼吸道也最暢通。

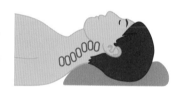

✕錯誤睡姿A型──枕頭太高

過高的枕頭，把頸椎壓成低頭族的前傾曲度，嚴重傷害脊椎；同時阻礙呼吸道導致缺氧，嚴重影響睡眠品質。

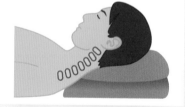

✕錯誤睡姿B型──沒枕頭，頸部騰空

頸椎後方有空隙，也代表肩頸部肌肉必須費力抓緊頭骨與頸椎，必定造成肌肉疲勞，引發MPS，也傷害睡眠品質。

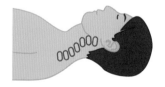

仰睡不舒服，可以側睡嗎？

側睡剛開始很舒服，但睡覺是長時間而不是短短幾分鐘，太低的枕頭直接壓迫到單邊的肩膀與手臂神經，導致手麻痛而驚醒；枕頭若墊較高，頭頸部被枕頭向上推起而歪斜，造成頸部肌肉不對等收縮而引發MPS、落枕，長期歪斜的睡姿會促進骨刺產生。

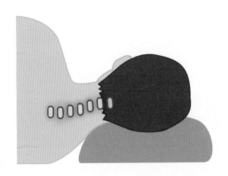

最常見的側睡病是斜角肌的發炎，導致肩膀到手指的麻痛 （請詳見「手臂無力麻痛」P.110）

打鼾別再來！趴睡的優點

打鼾不只會造成睡眠品質變差，更可能導致睡眠呼吸中止症，使身體缺氧，長期累積會造成疲勞、精神耗弱與多種病痛。

❶ 暢通呼吸道

打鼾的原因有很多種，若是因舌根太厚軟，仰睡時舌根後倒塌陷而阻塞呼吸道所引起，可以換成「趴睡」的姿勢，即可改變舌頭位置而不再後倒，藉此暢通呼吸道。當然，前提是臉要側一邊才不會塞住鼻子與嘴巴。若改變睡姿還未能改善，請諮詢專業耳鼻喉科或睡眠科醫師。

❷ 頸椎回正

趴睡能讓過度前傾的頸椎回正，放鬆頸部與上背肌群，緩解疼痛。

顳顎關節痛

[別名] ・ 顳顎關節障礙
　　　　（Temporomandibular Disorders ,TMD）

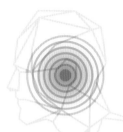

高危險群
情緒易緊張者、壓力大者、肩頸緊繃。

可能的症狀表現
嘴巴打不開、咬合有喀喀聲、臉頰疼痛、牙齒痛、磨牙、耳鳴。

「臉頰好痛，甚至蔓延成頭痛、牙齒痛？」
「為什麼咬合時出現喀喀聲？嘴巴還歪一邊」
這是典型的顳顎關節障礙，其通常不是單一原因引起，壓力、肩頸過度使用或不當咀嚼等都是可能因素，情況嚴重時醫師會建議施打玻尿酸、肉毒桿菌、甚至開刀，但真能解除疼痛？

醫療實例　　**治癒顳顎關節痛，不需打針開刀！**

曾有一位年輕護理師顳顎關節痛了13年，嘴巴開合的聲音連同事都聽得到。上班壓力大時，症狀更加嚴重，且痛到偷偷哭泣，無法正常工作、生活。3年前在醫學中心做了顳顎關節手術，術後不但沒改善，還愈來愈痛，施打類固醇也沒效。

無助的她前來就診，雖然乾針過程中痛到哭，但1個月後她傳訊開心地說：「效果真的太好了！喀喀聲都幾乎聽不見了，且我每天上班時會抽空做醫學瑜伽，伸展肩頸，每次伸展後都覺得頭和臉都更輕鬆，不再有整個頭都被綁住的痛苦感了！真的很感謝醫師。」

為什麼會有顳顎關節障礙？

顳顎關節相關的肌筋膜發炎，常源自於壓力大、肩頸緊繃或外力撞擊等因素，導致顳顎關節炎，當發炎持續一段時間後，會讓顳顎關節軟骨磨損、緊繃變窄，這時在醫學影像上就會看到關節腔變窄，但這都只是結果，若執意處理關節問題，卻沒有把根源——肌筋膜的發炎治療好，是無法根治的。

外力撞擊很容易導致關節錯位，讓肌肉力量分佈不均，肌肉在沒有平衡施力下，過度使用的肌肉會開始發炎、產生疼痛。

顳肌、咬肌的發炎會直接導致此症，所以常按摩該肌肉的激痛點能舒緩疼痛。最重要的是，肩頸的筋膜和顳顎關節相連，只有做頭臉部的筋膜放鬆還不夠，將肩頸的筋膜治療好，才能根除顳顎關節障礙。

此外，記得要放輕鬆心情，少發脾氣、吃東西不要咬太硬的食物，一旦出現較嚴重嘴巴卡住、張不太開、歪斜、頭痛欲裂時，就必須接受治療。

主要致病肌肉有哪些？

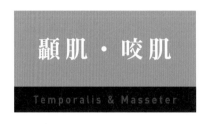

顳肌・咬肌

Temporalis & Masseter

顳顎關節主要由此兩塊肌肉掌管。

影響區域包含側邊頭部、臉、耳朵、牙齒、舌頭和下顎。

兩肌群和肩頸筋膜相連（深前線筋膜），所以想根治，請讀者一定要做肩頸伸展（請參考P.58）。

✕ ------- 激痛點位置

🌑 ------- 肌肉位置圖

⚫ ------- 轉移痛的筋膜分佈

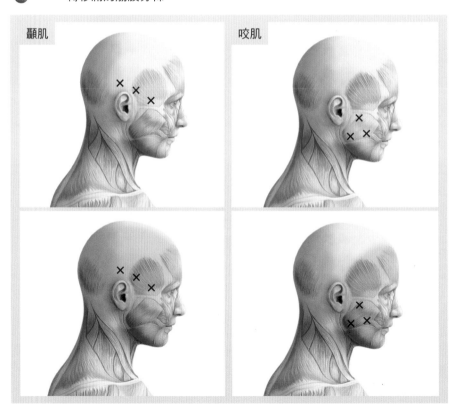

顳肌

咬肌

臉部按摩運動

步驟 先用吹風機將臉吹到微熱，再按、壓、揉臉部的顳肌和咬肌激痛
點，感覺會有痠脹感，每次約1分鐘。

次數 連續3～5次即可。

定位

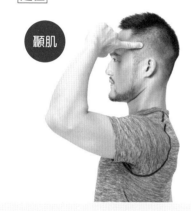

顳肌

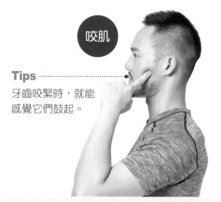

咬肌

Tips
牙齒咬緊時，就能
感覺它們鼓起。

Dr.Victor
生活保健小提醒

①顳顎關節手術的風險

顳顎關節手術可能會有顏面神經受損、麻痺，甚至因疤痕沾黏導致疼痛惡化
的風險，建議大家要審慎評估。

②牙齒痛卻查不出原因？

當牙齒痛時，如果經由專業牙醫師檢查，確認牙齒沒問題，幾乎都是顳顎關
節障礙造成的疼痛，需要針對筋膜做處理才能有效除痛。

胸悶、
呼吸不順

[別名] ・ 上交叉症候群
　　　　 ・ 脊椎側彎 / 駝背

高危險群

前背孩子、上班族、長期使用電腦、重度 3C 使用者、核心肌群無力。

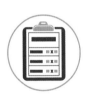

可能的症狀表現

胸悶、胸緊、頸椎痛、頭痛。

隨著3C產品發達，低頭族已成為普遍現象，加上長時間工作型態，你是否不自覺駝背了呢？或已經駝背，卻還不知其嚴重性？其可能造成許多潛在的健康危機！

醫療實例 長年呼吸不順，治療後重獲自由！

40歲出頭的傳產王老闆，年紀輕輕便創業成功，經常要不斷思考如何創新讓公司繼續成長，常年下來，累積很多壓力在身上。他來找我看診時，可以感受到他的緊繃，表達有些吞吐、背部緊縮害怕，很難看出他是一位成功的企業家。

當我詢問「平時壓力會不會很大？」時，他坦承壓力大到常年患有失眠、盜汗、噁心嘔吐的症狀；還說吸氣時，猶如有千斤頂壓在胸口上，常呼吸不順、胸口悶。

呼吸不順會使腦部含氧量不足，我幫他施以乾針治療後，王老闆馬上感到呼吸順暢，他說：「我已經有5年沒能像現在這樣自由呼吸，每一口空氣都是如此新鮮。」

因考量他的工作避不開壓力，我建議他要勤做醫學瑜伽外，可以額外做身心靈運動，像是靜坐冥想，讓自己保持身心穩定。

1個月後回診，他非常感謝我們教他的醫學瑜伽，除了讓胸悶大幅改善，呼吸節奏越來越好，連帶公司業績和員工整體向心力也提升，可說是好運連連呢。

為什麼會胸悶、呼吸不順？

我們會胸悶、呼吸不順，通常和姿勢有關，且都是因習慣性駝背造成縮胸，使得胸椎變形。人體脊椎有頸、胸、腰、薦四個弧度，頸椎和腰椎是前凸弧度，胸椎是後凸弧度（請見P.84的示意圖）。

一般人為何習慣駝背而不是駝腰？原因在於人體胸椎弧度本來就是拱狀（後凸），當你低頭或駝背嚴重時，胸大肌感受到脊椎不正確的位置而繃緊，限制胸腔吸氣的膨脹，肺臟筋膜因此無法放鬆，導致胸悶、呼吸不順受壓迫的症狀。而頸椎和胸椎緊緊相連，頸部肌肉也會跟著受影響而發炎變形，有人稱之為「上交叉症候群」（請見下圖）。

但這症狀也有可能是心臟、肺臟本身的問題，因此可先請胸腔科或心臟科的醫師檢查是否有這類的問題！

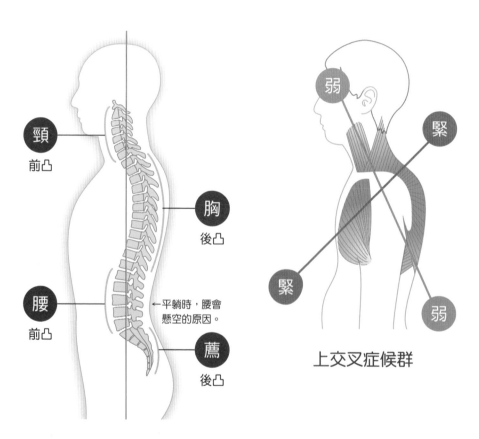

人體脊椎的四個弧度

上交叉症候群

主要致病肌肉有哪些？

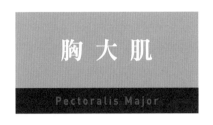

胸大肌、胸小肌與前鋸肌，覆蓋整個胸部，且連到肩膀（有些人五十肩、肩痛也和此有關），是穩定肩關節、胸腔、肋骨的重要肌群，其中胸大肌最為關鍵。

影響區域包含了胸部、肩膀前側到整隻手臂。

✕ ------- 激痛點位置

◔ -------- 肌肉位置圖

◕ -------- 轉移痛的筋膜分佈

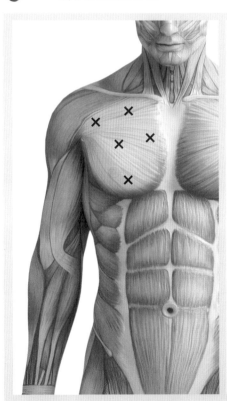

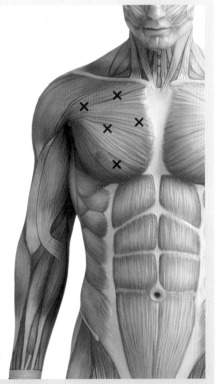

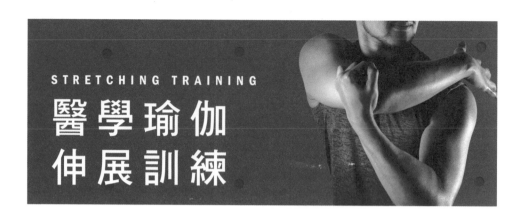

醫學瑜伽
伸展訓練

鐵達尼號式

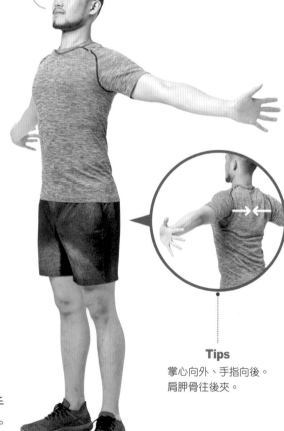

吸

01

站立,雙手伸直,往後平舉,手掌反折(掌心朝外,手指向後)。

Tips
掌心向外、手指向後。
肩胛骨往後夾。

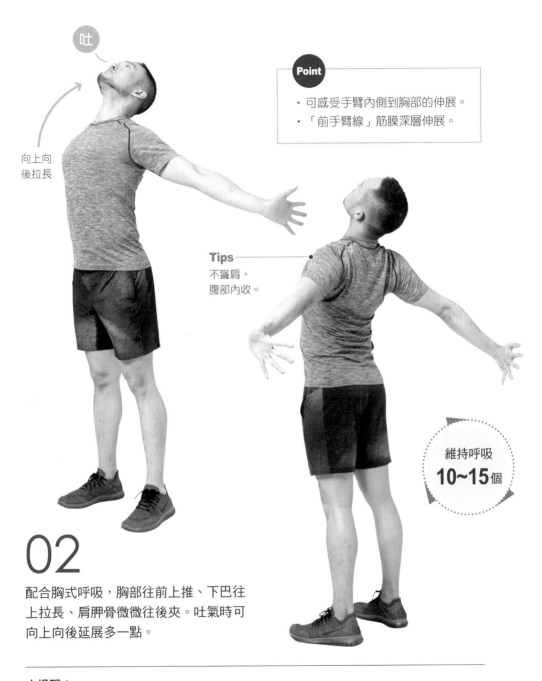

吐

向上向
後拉長

Point

· 可感受手臂內側到胸部的伸展。
· 「前手臂線」筋膜深層伸展。

Tips
不聳肩、
腹部內收。

維持呼吸
10~15個

02

配合胸式呼吸,胸部往前上推、下巴往
上拉長、肩胛骨微微往後夾。吐氣時可
向上向後延展多一點。

小提醒!

· 胸式呼吸的方式是:腹部微收,鼻子吸氣時,感覺胸部慢慢被氣體填充擴張,鼻子吐氣
  時胸部會緩緩下沉。
· 胸式呼吸能有效按摩舒緩肺臟與心臟的筋膜,並加深前手臂線筋膜伸展。

肩膀疼痛

[別名] ・五十肩
　　　　・沾黏性關節囊炎
　　　　・旋轉袖肌發炎
　　　　・鈣化性肌腱炎

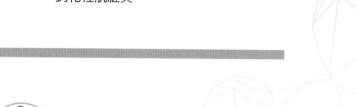

高危險群

運動員、家庭主婦、常聳肩、過度使用肩部肌肉。

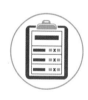

可能的症狀表現

肩關節周圍疼痛／喀喀聲、肩胛骨痛、手臂痛無力／痠麻、睡覺痛醒／麻醒。

「肩膀痛、手舉不起來，好痛苦！」肩膀疼痛，嚴重到手舉不起來時，對生活品質影響很大。有醫師建議開刀，但開刀有比較好嗎？還是有其他方法可解決呢？

醫療實例 **治癒肩膀痛，找回前所未有的輕鬆！**

孫董為環保建材公司的董事長，長期認真工作，造成頸胸椎變形、長骨刺壓迫神經。因為長期腦部感到脹痛、手麻，1年前在醫院神經外科操刀下完成頸椎手術。

手術雖然很成功，解決了孫先生原本臉部及手指麻的問題，但術後一個月，產生嚴重肌筋膜疼痛症候群。從左肩痛開始，延伸到肩胛骨、腋下，使得原本肩頸變形的疼痛問題，變得更痛了，而且手舉不太起來，每天必須貼上膏藥、磁石來降低疼痛。

這是因為手術時會切開肌肉筋膜，癒合後開始沾黏，導致筋膜炎，嚴重時會使血管神經被纏繞，手術後很多麻和痛都是因此引起。

為他乾針治療後，他說：「我現在感到無比輕鬆，整個肩膀都是鬆的，至少超過10年沒有像現在這樣輕鬆啊！」回家後他勤做醫學瑜伽，1個月後回診時，症狀已經比以前少一半。醫學瑜伽的持續練習，加上良好的姿勢及運動習慣，讓他不再因為疼痛而鬱悶，整個人煥然一新！

為什麼會肩膀疼痛？

導致肩膀疼痛的原因很多，如：常年搬重物造成肩膀過度使用，拉傷、手撐地導致受傷等，尤其是車禍等意外，一般人要摔倒時都習慣性用手去撐，肩膀的肌筋膜吸收了衝擊力道而產生腫脹發炎。

肩膀疼痛的範圍很大，這裡主要談的是肩關節周圍疼痛，有些肩前側痛或肩後側痛、有些則是肩胛骨痛等。如果是痛到坐在車子前座，手臂根本無法往後座拿東西，這是棘下肌發炎導致。另外，肩上舉疼痛常是棘上肌發炎引

起，尤其常做手舉高這個動作的人就是好發族群，可能會痛到手不能舉高，又稱做五十肩；而運動員則容易肩前痛，有些人會痛到無法往後摸到對側肩胛骨，多為二頭肌發炎導致。

正確開車姿勢

開車時，盡量讓身體靠近方向盤，且雙手握方向盤時，手肘不要伸直，讓雙手握住方向盤下方，不聳肩可避免肩周圍肌群疲勞。

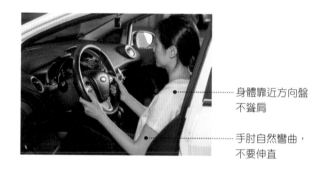

身體靠近方向盤
不聳肩

手肘自然彎曲，
不要伸直

Dr.Victor
生活保健小提醒

五十肩患者千萬不能做「手爬牆」動作

很多五十肩的患者會做「手爬牆」的動作來復健，萬萬不可！因為是棘上肌過度使用而受傷發炎，手向上爬牆動作就是加劇過度使用的狀況，將導致肩膀更抬不起，所以要盡量避免。一旦肩膀受傷時，首要是停止高舉肩膀的動作，並做書中醫學瑜伽伸展訓練來幫助復健。。

主要致病肌肉有哪些？

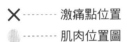

棘 上 肌

Supraspinatus

主要掌管肩膀向外開展及旋轉動作。

影響區域包含了肩上到手臂。

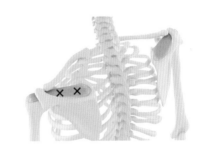

X ------- 激痛點位置

------- 肌肉位置圖

------- 轉移痛的筋膜分佈

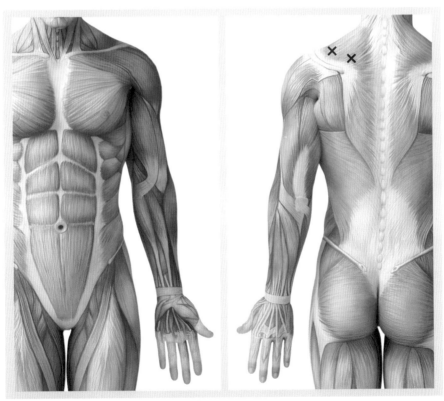

◎請做P.58肩頸伸展。

棘下肌

Infraspinatus

位於肩胛骨背後，主要負責手臂外旋及穩定肩關節。

影響區域包含了肩膀、肩胛骨、手臂到手指。

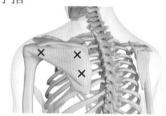

✖ ------- 激痛點位置

⬤ ------- 肌肉位置圖

⬤ ------- 轉移痛的筋膜分佈

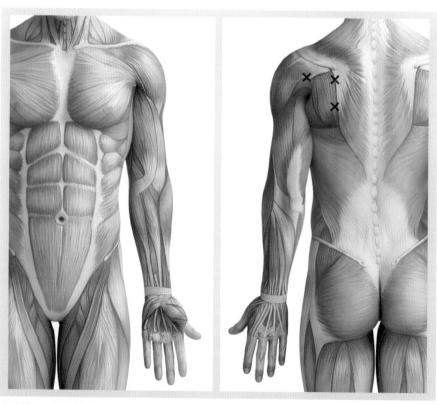

◎請做P.94背臂線伸展。

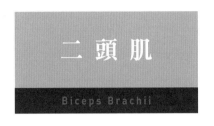

二 頭 肌

Biceps Brachii

二頭肌位於手上臂前面，當我們提東西、搬重物、訓練上半身時，都會運用到它。

影響區域包含了肩前到手臂、手指。

✕------- 激痛點位置

⬤------- 肌肉位置圖

⬤------- 轉移痛的筋膜分佈

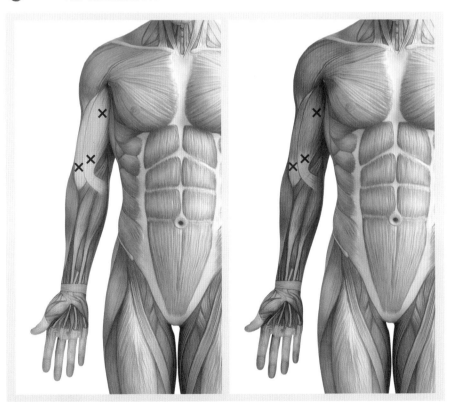

◎請做P.95開胸開肩式&P.97向後開肩式。

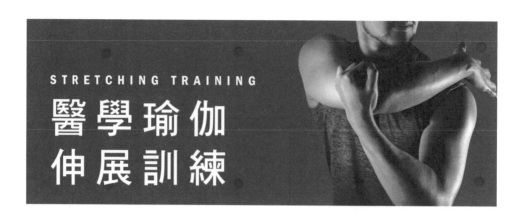

醫學瑜伽
伸展訓練

背臂線伸展

Tips ·····
不聳肩、放鬆肩膀。

Tips ·····
腰微幅向右轉但
身體不動。

維持呼吸
15個

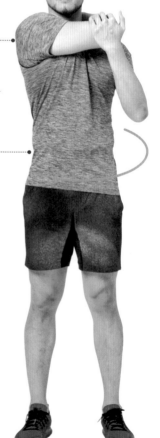

站立，吸氣，左手抱住右手肘，右手放
在左肩上。
吐氣，左手將右手肘向身體推近，同時
腰部微幅向右轉、上半身維持無大幅度
轉動，維持15個呼吸，接著換邊進行。

開胸開肩式

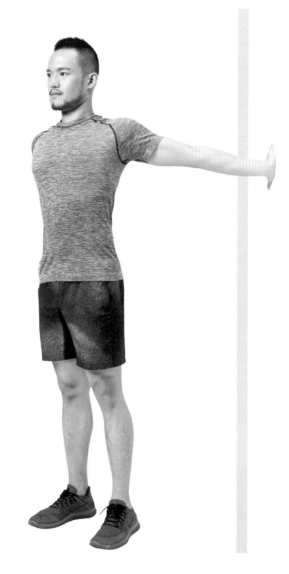

01

站立,左手掌貼牆與肩同高,指
尖朝後,身體站立不歪斜,手臂
與牆面約呈90度。

小提醒!手臂與牆面約呈90度,手掌感到非常緊繃者,手臂往後放會輕鬆一些,以自己能
負荷極限為主。

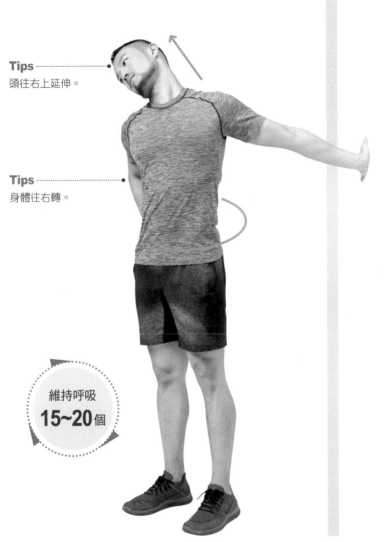

Tips ……………
頭往右上延伸。

Tips ……………
身體往右轉。

維持呼吸
15~20個

02

把左肩和胸稍微往前推。身體往
右轉，頭往右上延伸拉長，維持
15~20個呼吸，接著換邊進行。

Point

此時會感受到手掌到手臂內側，以
及左胸、肩側有延展、痠緊感。

向後開肩式

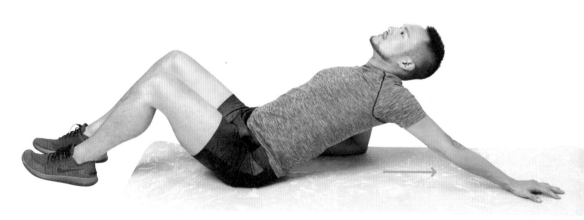

坐在地上，左手放在身體左後方，右手平放地上支撐身體。

吐氣時，胸口朝前、肩膀向前推，左手及身體慢慢往後方移動，感覺肩膀前側的伸展，維持10～15個呼吸，接著換邊進行。

維持呼吸
10~15個

小提醒！左手慢慢往後方移動到自己能負荷範圍，直到整個胸口和肩膀伸展至很痠就停止，不要過多。

肩胛骨內側痛

［別名］・膏肓痛

高危險群
駝背、搬重物、健身重訓玩家。

可能的症狀表現
肩胛骨內側痛、上背痛。

「醫師，我的背上有個點好痠痛！」有些人常
覺得背上有個點莫名痠痛，且剛好落在膏肓穴
位的位置，又稱膏肓痛。不只苦惱很多疼痛患
者，也困擾著醫師，有沒有更有效的方式來緩
解，甚至治癒這惱人的問題呢？

膏肓劇痛，勤作醫學瑜伽後，完全消失！

醫療實例

我曾經看到街上老奶奶正在排列擁擠的機車海中，苦惱著無法順利將她的機車移出，便過去幫忙，也因為實在太擁擠，我使盡全力，雙手將旁邊6輛機車全抬高移動，移出空間讓奶奶的機車能順利駛出。

當下很高興日行一善，可是回到家後，我的右肩胛骨內側開始劇痛，當晚睡覺躺下時更痛到無法入睡，但因為在背後無法幫自己乾針，便在床上抱起手臂，做菱形肌的醫學瑜伽伸展訓練。

持續約30個深層呼吸後，疼痛症狀終於緩解。就這樣，我每天晚上都會透過醫學瑜伽療癒自己的膏肓，持續3個月後，症狀完全消失！醫學瑜伽這麼有效地應用在自己身上，內心感慨也感動，誰說醫師就不會受傷呢！

為什麼肩胛骨內側會痛？

肩胛骨內側痛主要是菱形肌發炎所致，而菱形肌是穩定脊椎與肩胛骨的關鍵肌肉，位於肩胛骨內緣。

有些是因為駝背、有些是重訓背肌練過度而拉傷，或是搬重物時姿勢不當等造成的，另外，上班族由於工作繁忙，很容易維持固定姿勢不變，或也沒察覺自己姿勢不良，導致肩胛骨內側疼痛。

建議常使用電腦的上班族，同一個動作不要超過30分鐘，且要適時地做做書中的醫學瑜伽伸展訓練，適度放鬆肌肉，避免疼痛找上你。

主要致病肌肉有哪些？

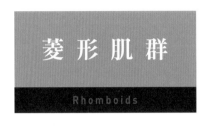

菱形肌群包含大、小菱形肌，是背部
深層肌肉，從肩胛骨內側連到脊椎。

影響區域是從肩胛骨內緣、上背。

✕ ------- 激痛點位置

⬤ ------- 肌肉位置圖

⬤ ------- 轉移痛的筋膜分佈

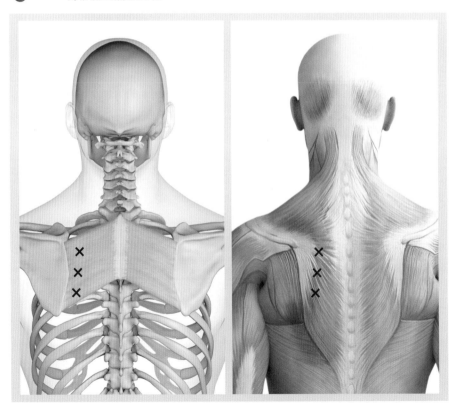

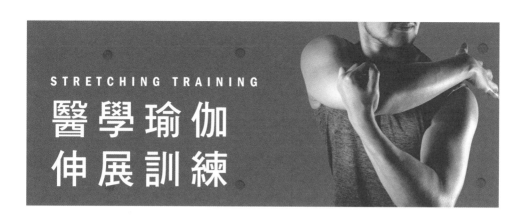

背臂線 深層伸展

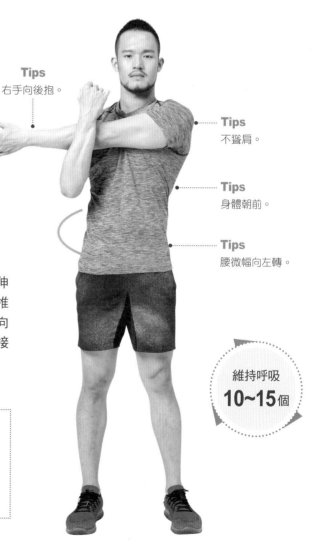

Tips
右手向後抱。

Tips
不聳肩。

Tips
身體朝前。

Tips
腰微幅向左轉。

站立，右手抱住左手肘，左手伸直放鬆，右手將左手肘往身體推近，同時身體不動、腰部微幅向左轉，維持10～15個呼吸，接著換邊進行。

維持呼吸
10~15個

Point

· 和P.94的背臂線伸展一樣，只差在手是直的。
· 能感受左肩胛骨內側的深層伸展。

手肘痛

[別名]・肱骨外上髁炎（網球肘）
　　　　・肱骨內上髁炎（高爾夫球肘）

高危險群
球類愛好者、老師、家事工作者、粗重工作者。

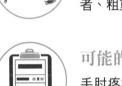

可能的症狀表現
手肘疼痛、手臂無法伸直、手臂麻痛。

「醫師，我的網球肘到處治療為什麼都沒好？」這是我在門診時最常被問到的問題。其實手肘痛並非只有打高爾夫球、網球的人才會有。在此我們將以嶄新的肌筋膜治療概念，提供完整的治療及預防保健法，讓你從此揮別肘痛宿疾。

醫療實例 　**手肘痛了18年，竟然完全不痛了，還能打球！**

　　運動型男吳老師因長期打羽毛球及板模工作太過用力，一直有肩頸痠痛的問題，經常右手肘外側都會痛、無法舉肩，試各種中西醫、民俗治療都沒有太大改善，這樣的疼痛感反覆持續了18年。

　　第一次幫他乾針治療三頭肌時，他說明顯感受到比左手輕鬆非常多，而且右手肘的關節靈活度變好了，手臂不再卡卡緊緊，可以自由地伸展活動；原本右手肘外側一直非常痛的痛點也不再痛了，令他開心不已。

　　診療結束後，我叮嚀他要做醫學瑜伽伸展，且做之前先把手臂用吹風機吹熱。他非常積極配合，每天認真做醫學瑜伽伸展運動3次。治療1週後，他開始運動，打球前後也做醫學瑜伽伸展來預防保養。半年後，他的好朋友紛紛來找我看診，就是因為朋友們看到他能回去打羽毛球都感到不可思議。

　　1年後，再次關心他的情況，他表示都已完全不痛，還很開心地和我說：「感謝醫師，我沒想到我還能回到球場上！」

為什麼會手肘痛？

　　手部的動作，通常都會用到三頭肌，若過度使用就會導致上臂肌肉發炎，傳導至手肘的內外側的筋膜發炎，導致手肘疼痛。

　　手肘痛很難治好的原因是，大部分的治療都著重在手肘發炎而忽略了上臂肌肉的問題。以筋膜學分析而言，若沒有解決上臂肌肉的根源問題，下端的手肘痛就無法根治。

主要致病肌肉有哪些？

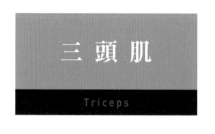

三頭肌是控制上臂活動最主要的肌肉，掌管手肘的活動。位在肩膀到手肘的上臂後側，也就是蝴蝶袖位置。

影響區域包含了手肘內外側、整隻手臂及肩膀。

✕ ------- 激痛點位置

⬤ ------- 肌肉位置圖

⬤ ------- 轉移痛的筋膜分佈

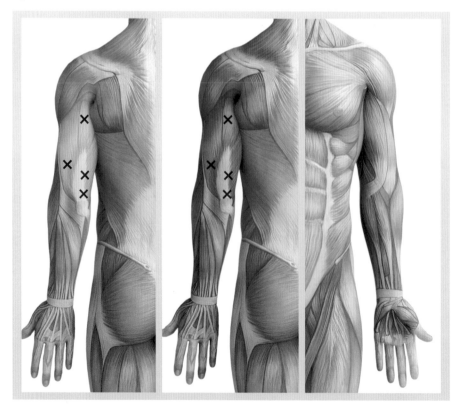

◎「手肘痛」的醫學瑜伽伸展訓練，同「肩胛骨內側痛」P.101的背臂線深層伸展。

手腕、
手背不適

[別名] ・ 腱鞘囊腫
　　　　・ 手指退化性關節炎

高危險群

球類運動愛好者（打桌球、羽球、網球）、長期打電腦、文字工作者。

可能的症狀表現

長出腱鞘囊腫，手指、手背、手腕、前臂疼痛。

手腕痛、腱鞘囊腫真的要開刀嗎？別驚慌！本章節將帶你以全新觀點，擊退這個頑固的疼痛，不用開刀也有健康靈活的雙手！

腱鞘囊腫可根治，不必開刀！

一位年輕的駐唱美女歌手，患有手腕痛（腱鞘囊腫）、膝蓋痛（髕骨外翻）疼痛長達4年，有醫師建議她開刀，也要她停止任何運動。以前想做的運動都不能再繼續，讓她覺得人生很絕望，生活樂趣被疼痛取代了。已看過很多醫師都沒有好轉，試過多數中西醫以及民俗療法，幾乎不見成效。

後來為她乾針治療，3分鐘後感受到身體明顯變化，她非常開心地說：「哇賽，真是太開心了！手腕的疼痛感完全消失了，按壓囊腫也不痛，只剩下針刺的地方很痠而已。」

治療後的這1個月，她每天都認真做醫學瑜伽伸展，每次練瑜伽前後也一定做，所以2次治療後，疼痛不適已完全消失。雖然腱鞘囊腫還在，但已經變小而且不會痛，手腕活動度也不受影響了。

為什麼會長出腱鞘囊腫？

只要前臂過度使用（例如打鍵盤的動作），腱鞘中的筋膜就會發炎，長出囊腫，有時腱鞘囊腫嚴重時，囊腫會變大而且較痛，有些人會選擇開刀取出，但其實只要把對應的肌筋膜治療好，勤做醫學瑜伽放鬆，囊腫就不會釀成疼痛，而且身體也會漸漸把囊腫吸收掉。

主要致病肌肉有哪些？

伸指伸腕肌

Extensor Digitorum & Carpi Muscles

伸指肌群位於前臂背側，手指到手肘外側的範圍。

影響區域包含前臂、手腕、手背、手指，以及手肘。

✕ ------- 激痛點位置

⬤ ------- 肌肉位置圖

⬤ ------- 轉移痛的筋膜分佈

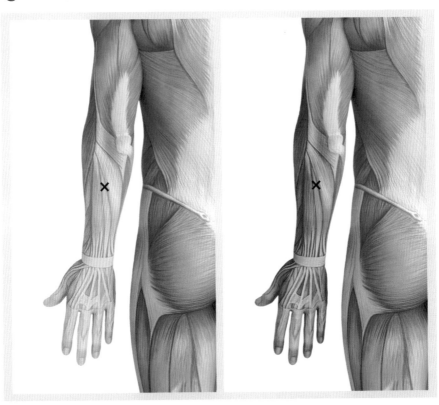

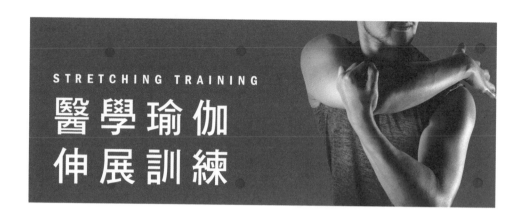

醫學瑜伽
伸展訓練

鷹爪式

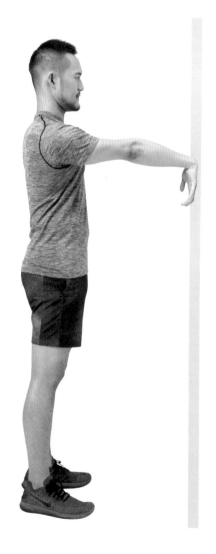

01

站立，手掌背側及手掌跟部貼住
牆面。

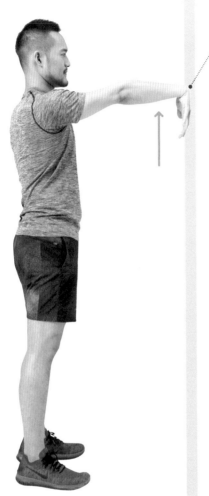

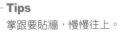

Tips
掌跟要貼牆，慢慢往上。

手肘外旋

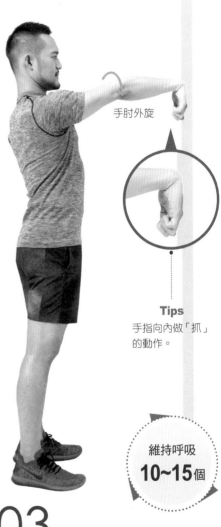

Tips
手指向內做「抓」
的動作。

維持呼吸
10～15個

02

由下往上慢慢移動，做到自己可
以負荷的高度為主。

Point

・喜歡強度大的人，雙腳可向
　下微蹲，伸展會更多。
・「背手臂線」筋膜伸展。

03

手肘慢慢往外旋，手指向內做
「抓」的動作，可感受前臂肌肉
的深層伸展，維持10～15個呼
吸，接著換邊進行。

手臂無力麻痛

[別名] ・頸椎椎間盤突出（神經壓迫）
　　　　・胸廓出口症候群
　　　　・假性心臟病

高危險群

低頭族（手機、看書）、電腦族、牙醫、外科醫師、搬重物、慣性聳肩、側睡、意外事故後。

可能的症狀表現

手臂手指痠麻痛無力／肌肉萎縮、肩膀疼痛、膏肓痛、胸悶胸痛。

「醫師說我的神經有被骨刺壓到……要開刀了嗎？」相信在這個滿街低頭族的時代，身邊的人有肩頸痠痛到手臂手指麻，已是耳熟能詳的事了；但手麻真的是骨刺壓迫嗎？開刀真的能解決問題？

★特別注意！

　　這裡所指的手麻，通常是指症狀從整個手臂到手掌、手指；若只有手掌或手掌到前臂不舒服，較容易是腕隧道症候群的問題，可參照下一症狀「手掌麻無力」。不過，兩種問題同時存在的人很多，為了永遠向手麻說掰掰，建議將這2個症狀對應的醫學瑜伽一起練習。

　　醫療實例　**醫學瑜伽＋良好姿勢，遠離手臂無力麻痛！**

　　一位熱愛教學的高中女老師，每天有至少6個小時都在黑板上寫字，長期高舉過肩，也常低頭看手機，又有側睡習慣。她幾乎每天被麻痛醒，且是整隻右手臂到手指持續麻1小時，也漸覺右手無力。工作太累時也會出現類似症狀，每次都要頻甩手才會比較舒服。

　　曾去醫學中心照過核磁共振，發現有3節頸椎椎間盤都嚴重突出導致神經壓迫，因此去醫院做了拉脖子、電熱療等物理治療，1年始終沒改善，後來求助骨科，醫師建議開刀，但她深怕手術的風險，因此一直沒有接受。恰巧她的朋友曾是我瑜伽課的學生，就推薦她來給我治療。

　　我除了幫她做乾針治療，也花了半小時在教她如何維持良好姿勢，若有不對勁就趕快吹熱該肌肉，並做對應的醫學瑜伽伸展。

　　治療半年後，她忽然帶著膝蓋出問題的媽媽來到我診間報到，並跟我說：「謝醫師很感謝你，我的手沒有再麻過了！幸虧有你，讓我不用去開刀，現在會注意不要低頭或聳肩太久，也很認真地天天做醫學瑜伽。」

為什麼會手臂無力麻痛？

　　通常是長期姿勢不良所導致，如醫療實例中的女教師，因長期高舉過肩的姿勢導致，或是肩背姿勢不良、睡覺姿勢不平衡，當然也有不少是因為意外受傷，都會造成斜角肌受傷發炎，將掌管手臂力量與感覺的臂神經叢纏繞壓迫，骨刺其實不會真的導致神經壓迫，詳細說明請參閱「特別收錄 關於痠麻痛，請問Dr.Victor」（P.242）。

什麼是「胸廓出口症候群」？

由於斜角肌太緊繃把第一根肋骨上提，壓迫到穿過鎖骨與肋骨之間的臂神經叢以及相關血管，導致患側肩膀手臂甚至胸部、肩胛骨的痠麻痛無力。通常乾針治療搭配醫學瑜伽伸展即能大幅改善。

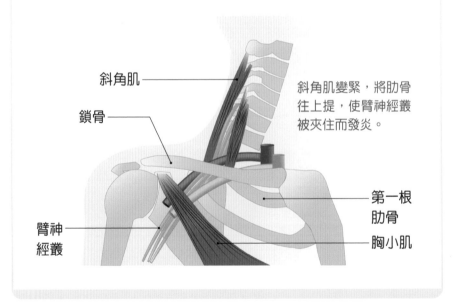

斜角肌

鎖骨

斜角肌變緊，將肋骨往上提，使臂神經叢被夾住而發炎。

第一根肋骨

胸小肌

臂神經叢

Dr.Victor
生活保健小提醒

絕不能做的瑜伽體位法──犁鋤式

　　這個動作因勢必將頸椎壓在地上，使得頸椎嚴重壓迫前彎，造成頸部肌群受傷（特別是斜角肌）與頸椎變形壓迫；若剛好施力又不恰當，無法讓下背伸直，又會讓腰椎受傷。

　　其實把這動作翻過來看，就是重度低頭族＋拱背彎腰，嚴重不良的姿勢，造成脊椎與肌肉及慢性傷害。

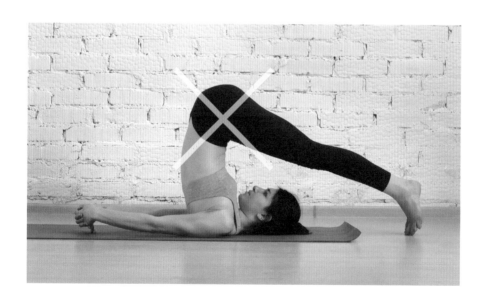

主要致病肌肉有哪些？

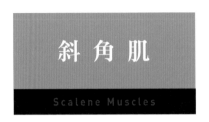

斜 角 肌

Scalene Muscles

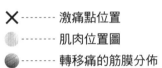

✕ ------- 激痛點位置

⬤ ------- 肌肉位置圖

⬤ ------- 轉移痛的筋膜分佈

斜角肌有前中後共三條，位於頸部兩側。雖是很細小的肌群，但卻是呼吸、穩定肋骨與頸椎的關鍵之一，發炎時造成的症狀也極度困擾煩人，卻在先進的醫療中不容易被發現與診斷，因此常被誤以為是頸椎骨刺或神經壓迫而去開刀，卻導致手術後症狀更嚴重。

這類型的患者可能會表示，睡覺、睡醒或騎車開車時，整隻手臂會麻痛。

影響區域包含了頸部、肩膀、延伸到胸部與背部肩胛骨內側（膏肓）、整隻手臂到手指。若是左側的問題，會引發假性心臟病（胸痛），也就是說這樣的胸痛，去檢查心臟或肺部機能結果都是正常的。

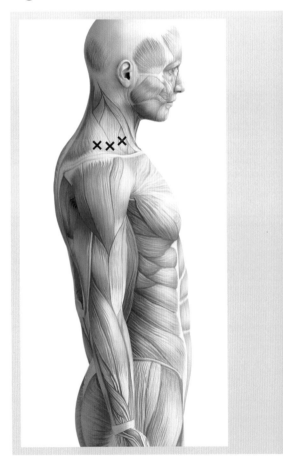

醫學瑜伽伸展訓練→請詳見P.68肩頸痠痛那章的動作。

小提醒！哪一側麻痛就做該患側的伸展，平時保養預防發作就要兩邊都做。

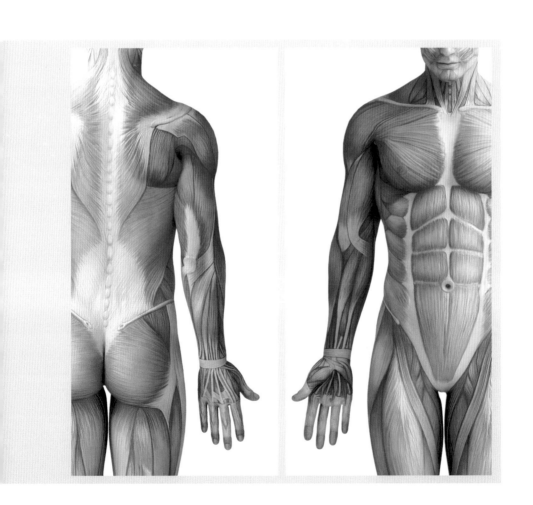

手掌麻無力、
手指卡住

[別名] · 腕隧道症候群
· 扳機指（肌腱狹窄性腱鞘炎）

高危險群
手部精細工作者、電腦族、手機族等。

可能的症狀表現
手麻、腫、痛，手指肌肉萎縮。

不管是板機指或腕隧道症候群，都讓患者傷透腦筋，試過各種治療都不見改善，甚至建議要開刀治療才會好，但開刀真能一勞永逸嗎？本單元將詳細剖析如何不刀根治、保健不復發的方法！

醫療實例 **終於還給我健康的手！**

　　60歲的陳太太經年累月忙於家事，一直深受腕隧道症候群之苦，她左手的大拇指到無名指、手掌，麻痛無力長達3年之久，甚至騎機車時，手都麻到無法及時剎車，非常危險。她嘗試過很多治療，像是藥物、復健、戴護腕都沒用，還有醫師建議她要開刀處理才會好轉。

　　我幫她乾針治療後，手麻痛的程度當下僅剩1成，就剩指尖有麻感而已，她直呼：「怎麼可能這麼神速？太神奇了！腕隧道症候群3年了，被醫師宣判要開刀時感到很害怕。這次治療後，麻痛感幾乎消失了，終於還給媽媽生給我最天然健康的手」。

　　因為她住得遠，來找我治療不是那麼方便，所以我請她每天都要認真地做醫學瑜伽伸展來保養雙手。我持續在線上追蹤她的狀況半年，手掌麻無力的症狀沒有再復發，真的很為她開心！

為什麼會扳機指、腕隧道症候群？

❶ 板機指

　　前臂過度使用產生筋膜炎，累積久了使肌腱發炎而腫起，並產生一個物理性結節（有時摸得到），導致手掌握住後，欲打開伸直時，因為這個結節太大顆，卡在本來可以順暢滑動的隧道口（醫學名稱是滑車韌帶），所以就打不開、且可能產生劇痛或有聲響。

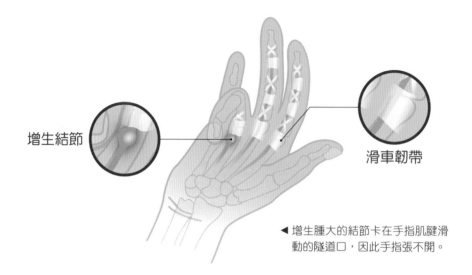

增生結節

滑車韌帶

◀ 增生腫大的結節卡在手指肌腱滑
　動的隧道口，因此手指張不開。

❷ 腕隧道症候群

　　也是因為前臂過度使用，導致橫腕韌帶發炎緊繃，壓迫到通過手腕腕隧道中的正中神經、血液血管被發炎筋膜纏住，使整個手掌手指麻、腫、痛，甚至可能會肌肉萎縮。

　　橫腕韌帶是固定手腕關節很重要的韌帶，有些外科會採用手術剪掉韌帶讓它不再壓迫神經，但這樣容易使手腕動作較不穩定、無力，像是手掌撐地、抓握都可能產生障礙，甚至很可能傷到神經、造成肌肉萎縮，建議審慎評估。

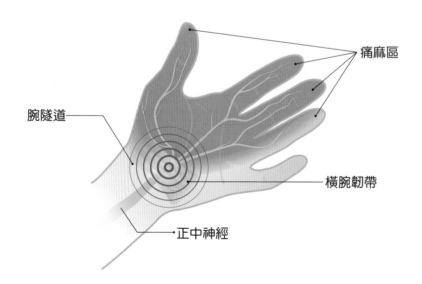

痛麻區

腕隧道

橫腕韌帶

正中神經

主要致病肌肉有哪些？

屈指屈腕肌

Flexor Digitorum & Carpi Muscles

屈指肌群位前臂前側，是從手指到手肘內側。

影響區域包含前臂、手腕、手背、手指，以及手肘。

×------- 激痛點位置

◐------- 肌肉位置圖

●------- 轉移痛的筋膜分佈

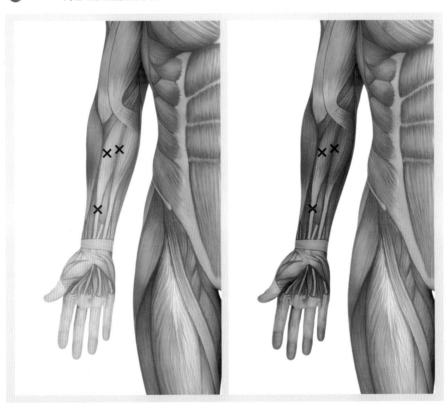

板機指、腕隧道需要開刀嗎？

有些患者選擇開刀，但肌肉在緊繃狀態，即使開刀仍有一定的復發率；有些是用打針治療（施打麻醉藥、類固醇等），但一段時間後可能會再度復發疼痛，治標不治本。我就曾遇過很多腕隧道症候群的患者因為手術，造成手掌幾乎無法出力，連家事都無法做，導致生活品質大打折扣（原因請見P.117～118）。

那該如何有效治療呢？

① 減少手掌抓握動作，勤做醫學瑜伽伸展。

② 嚴重時，須以乾針治療，發炎反應就能停止，腫起來的結節（板機指），能慢慢被身體吸收而消失；受壓迫發炎的神經也能重新健康生長，筋膜不發炎，手部就可回復原本的正常運作囉！

Dr.Victor
生活保健小提醒

如果你是手部精細工作者或是電腦辦公族，至少每15～30分鐘就必須休息。尤其電腦族要特別注意，不要讓手腕撐在桌沿，盡量整隻手肘放在桌上，讓手臂有支撐力量，手掌會比較放鬆，這是對手腕最安全的保護。

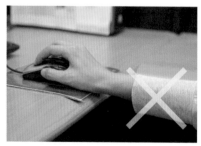

不要讓手腕撐在桌沿。

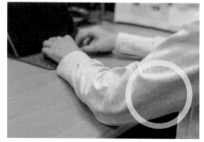

盡量整隻手肘放在桌上。

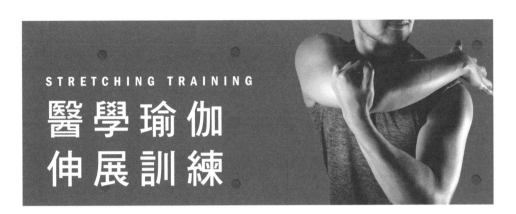

STRETCHING TRAINING
醫學瑜伽
伸展訓練

蜘蛛人手式

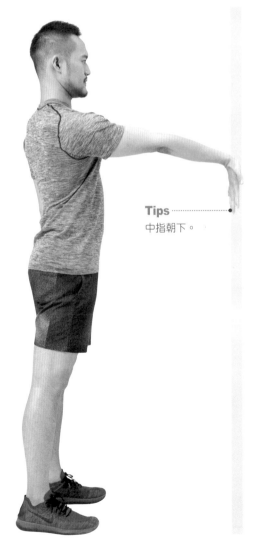

Tips
中指朝下。

01

站姿，右手掌往右旋轉後，掌根
及掌心貼靠在牆上，中指朝下。

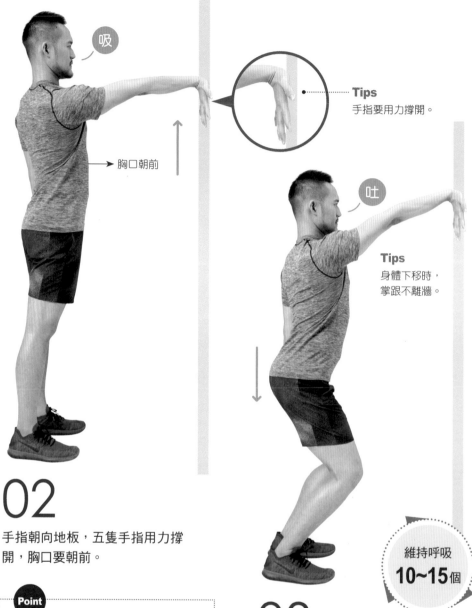

吸

胸口朝前

Tips
手指要用力撐開。

吐

Tips
身體下移時，
掌跟不離牆。

02

手指朝向地板，五隻手指用力撐
開，胸口要朝前。

Point

· 請以自己能負荷的手掌高度為準。
掌根靠在牆面的高度可自行上下
調整，以掌根能確實貼住牆面，
感受內側手臂到手掌伸展為主。

· 「前手臂線」筋膜伸展。

維持呼吸
10~15個

03

感受到手腕內側緊繃時，可微
蹲、身體慢慢下移，掌跟不離開
牆，會伸展得更深。維持10～
15個呼吸，接著換邊進行。

**蜘蛛人手式
雙手進階版**

維持呼吸
10~15個

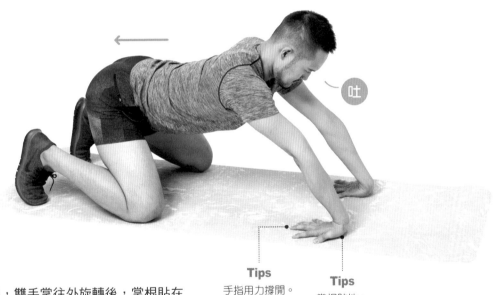

吐

Tips
手指用力撐開。

Tips
掌根貼地。

跪姿，雙手掌往外旋轉後，掌根貼在
地面，手指朝向身體，胸口朝前。
吐氣時，臀部往後坐、身體慢慢下
移，手肘推直、手指用力撐開，掌根
不離地。

Point

每一次吐氣，可試著更往後
坐，伸展得更深層。可感受
手掌及前臂內側的伸展。

媽媽手

［別名］ ・媽媽手 ・滑鼠手
・手機指

高危險群

家事族、手機族、電腦族、牙醫、外科醫師。

可能的症狀表現

手腕 、拇指、虎口、前臂等部位疼痛。

媽媽手是很常聽到的疼痛症狀，但這不是媽媽專屬的疾病，而是每位過度使用手的人都可能得到的痛症，但也因為傳統的治療容易反覆發作，讓醫師、患者都很困擾。本章將以嶄新獨家的觀點，來看待這個頑固的疾病，教你如何用最快速有效率的方式，自療媽媽手！

醫療實例 **10年的媽媽手，乾針及醫學瑜伽徹底痊癒！**

可愛的娜姐，因為長達10年的媽媽手（右大拇指劇痛），尋遍各地求醫，幾乎所有想得到的中西醫學治療都試過，卻無法改善，甚至有醫師建議她開刀，嚇得她當場狂奔出診間。

她來找我時，為她做了乾針治療，手掌的針痛感特別難受，但原本滿面愁容的她，在拔針後瞬間喜極而泣。她尖叫：「我現在手指可以彎到後面了，本來翹大拇指就痛，現在完全沒有感覺到痛，太神奇了，你真的是神醫！」

治療半年後的這段期間，她很認真地做我教的醫學瑜伽，並介紹及陪伴許多患者朋友來找我，她見到我都會很開心地說：「謝醫師你看，我都有認真做醫學瑜伽（比出往後折拇指的姿勢），半年了都沒復發！」

為什麼會媽媽手？

媽媽手的醫學名詞稱做「狄奎凡氏症（De Quervain's disease）」，又稱「狹窄性肌腱滑膜炎（stenosing tenosynovitis）」。

這名詞的由來，是因常出現在必須辛勞做家事的母親（例如擰毛巾、切菜、擦地），因為不斷重複過度使用手臂這些肌肉，肌筋膜無法適當休息並修復，導致軟組織嚴重發炎。所以，不只媽媽們，長期用滑鼠的辦公族、拇指滑手機的手機族、裝修的木工等都容易罹患此症。

我在台灣東部山區義診時，很多辛勤耕作、砍柴、搬運的原住民大哥們，都患有媽媽手。建議大家，平常一定要學會書中簡單的醫學瑜伽來保養手指，不要拖到病情嚴重再來做，就太遲囉！

主要致病肌肉有哪些？

拇指對掌肌

Opponens Pollicis

此肌肉很細長，位在手掌大拇指根部
突起的魚際處。

影響區域包含了拇指、虎口、手腕。

× ------ 激痛點位置

⬤ ------ 肌肉位置圖

⬤ ------ 轉移痛的筋膜分佈

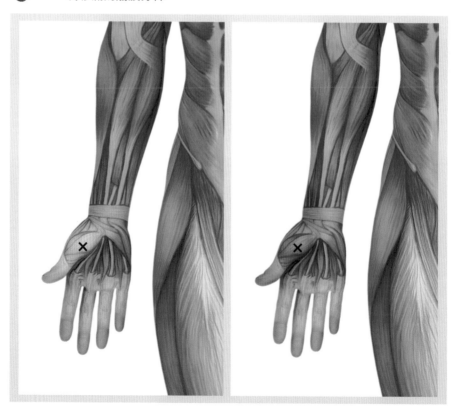

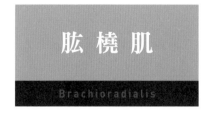

肱 橈 肌

Brachioradialis

這是負責前臂所有活動的關鍵肌肉。

影響區域包含手肘、前臂、手腕 、手掌 、大拇指與食指。

✗ ------- 激痛點位置

◗ ------- 肌肉位置圖

● ------- 轉移痛的筋膜分佈

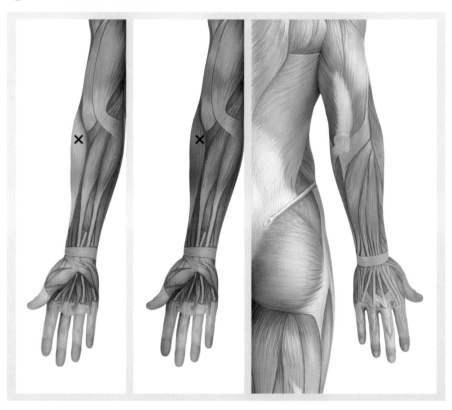

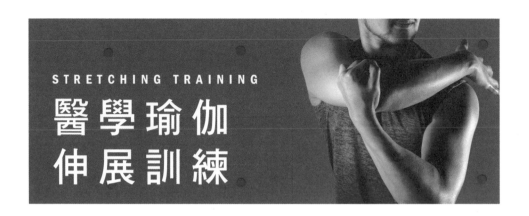

STRETCHING TRAINING

醫學瑜伽 伸展訓練

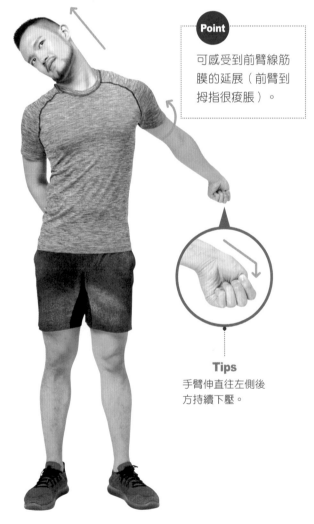

前臂線 深層伸展

維持呼吸
15個

Point

可感受到前臂線筋膜的延展（前臂到拇指很痠脹）。

Tips
手臂伸直往左側後方持續下壓。

4根手指將左大拇指包住握拳並往下壓；手臂伸直後，往左側後方移動持續下壓（避免聳肩），接著頸部向右側上方拉長，維持15個呼吸，接著換邊進行。

反掌折指式

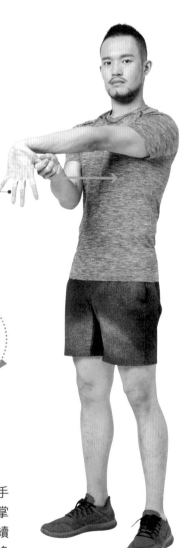

Point

能感受到大拇指
根部的伸展。

Tips
左手掌向前推。
手肘伸直。
大拇指往內握住。

維持呼吸
15個

左手掌先往外轉，右手握住左手
的大拇指，接著往內拉。左手掌
向前推、手肘伸直，大拇指持續
往內壓，維持15個呼吸，接著換
邊進行。

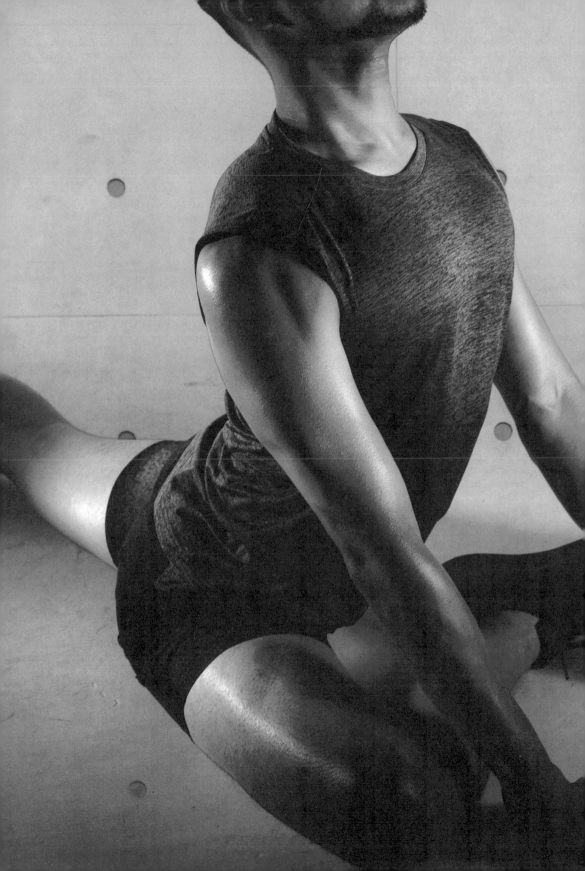

Part 3

7種常見的
「下半身」痠麻痛

腰、臀、腿不適

[別名] · 梨狀肌症候群　· 坐骨神經痛
· 椎間盤突出　· 脊椎滑脫
· 骨刺／椎間管狹窄
· 小面關節炎／椎間盤炎

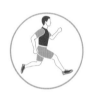

高危險群

久站、久坐、姿勢不良、負重工作、
跌摔傷過、肥胖、孕婦／產後、
做仰臥起坐。

可能的症狀表現

腰、臀、腿、會陰等部位會痠痛
麻或無力。

你常這裡痛那裡痛，卻不知道真正原因？腰痠
背痛、腳無力、全身痠痛，看似無關緊要的小
毛病，卻可能釀成失禁、癱瘓的嚴重問題！除
了行動不便之外，還會讓人心理焦躁不安，究
竟這些難題該如何有效克服呢？

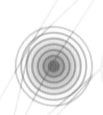

醫療實例 痛到無法站立，治療後重獲新生！

一位年輕建築師，某年除夕夜，突然臀腿部痛到無法動彈，甚至必須被救護人員抬上救護車送醫院急診。

當時他無法坐、腰桿也挺不直，痛苦萬分。後來診斷出急性椎間盤突出，合併神經壓迫，導致坐骨神經痛。醫師建議開刀處理，但害怕手術風險的他沒有接受，所以施打嗎啡止痛後，在急診室待了兩天才回家，在家休養這段期間，生活起居都很辛苦，除了上廁所、洗澡，其他時間只能臥床或是打止痛針止痛。走路一跛一跛，走路一下下就必須坐下來緩解痛感，而且右下肢從小腿麻痛到腳底。

來找我診治時，看他用左半身拖著右腿緩緩前進，就知道是嚴重的坐骨神經壓迫，因此立即用乾針幫他處理容易壓迫到坐骨神經的腰臀肌群。結束後，他馬上可以正常行走，不再一跛一跛，麻感只剩下腳趾頭。我提醒他日後不能搬重物，彎腰姿勢一定要注意、減少腰臀肌和脊椎的受力，回家後要加強醫學瑜伽伸展，以免復發。

果真，他很積極地做醫學瑜珈，1個月後，家屬跑來跟我說：「他完全好了耶！連腳麻都沒了，走路也完全正常，太感謝你了！」

為什麼腰、臀、腿會不適？

腰椎是承載身體重量的最底部的脊椎區段，由於重力影響，上半身所有重量與活動都是由腰在支撐與吸收，就像大樹的樹幹一樣重要。

腰痛的主因，大多是久站、久坐、體重過重、姿勢不良（翹二郎腿、駝背、錯誤彎腰），讓腰肌承受不當的力量太久，導致腰臀部肌群發炎，接著導致各種問題，甚至當左右張力不均時，筋膜會把骨頭拉歪、導致骨盆歪

斜、脊椎側彎等。此外，懷孕時因為腰腹承重劇增或在無痛分娩注射後，腰部肌群容易發炎，所以也可能產生相同症狀。

坐骨神經的源頭在腰薦椎，延伸至鼠蹊、會陰、腿、腳底。當腰方肌和梨狀肌發炎時，容易壓迫坐骨神經，引發疼痛，甚至引起脊椎滑脫、椎間管狹窄、椎間盤突出等症狀。由此可知，脊椎的異常大都因肌筋膜發炎引起，因此開刀（只針對硬骨軟骨治療）並無法有效治療根本問題。

有些健身的人因錯誤彎腰的姿勢，脊椎易提早退化，但因其肌肉和筋膜比較強韌，不容易出現疼痛症狀，等到年紀稍大、肌肉萎縮時，筋膜就會發炎，才會出現明顯症狀；反之，有些人較敏感，年紀輕輕就出現腿痠麻痛，甚至無力、站不起來。

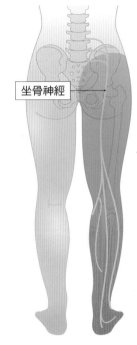

坐骨神經

▲ 坐骨神經痛時，整個腰臀、鼠蹊、大小腿、膝蓋、腳掌、腳趾前後都會受到影響。

骨刺一定要開刀？

很多人一聽到骨刺、椎間盤突出、神經壓迫，就被說服去開刀，但其實只要將肌筋膜治療好，這些多長出來的東西都會自然吸收。

而且開完刀很容易因為筋膜沾黏產生更嚴重的問題，甚至手術植入物移位，造成更嚴重的神經壓迫，甚至癱瘓。我就常常遇到，只是腰痛的病人去開刀，開完很開心，但好了1個月後，忽然開始全身痛到沒辦法坐站，造成身心嚴重受創。但若嚴重到出現大小便失禁、下肢肌肉明顯萎縮時，就表示神經壓迫太嚴重，需要評估是否需要手術治療了（詳見「特別收錄／關於痠麻痛，請問Dr.Victor」P.242）。

主要致病肌肉有哪些？

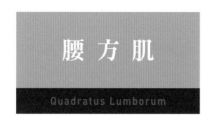

腰 方 肌

Quadratus Lumborum

穩定肋骨、脊椎和骨盆的關鍵肌肉，
發炎時會直接影響坐骨神經。

影響區域包含腰、腹、臀部、鼠蹊，
及坐骨神經分佈的整隻腿。

✘ ------- 激痛點位置

● ------- 肌肉位置圖

● ------- 轉移痛的筋膜分佈

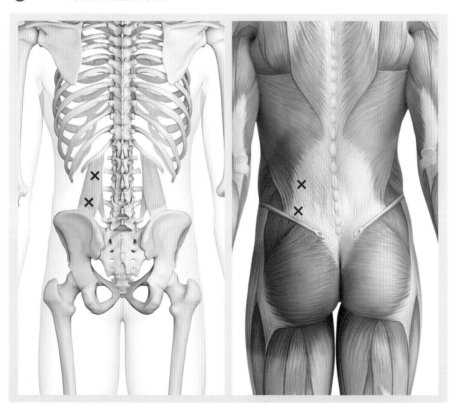

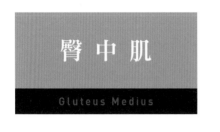

臀中肌是維持髖關節與骨盆穩定度的重要肌群，若發炎，坐下後起身可能會疼痛或無力。

影響區域包含了腰部、髂骨到整個臀部。

✕ ------- 激痛點位置

◗ ------- 肌肉位置圖

◗ ------- 轉移痛的筋膜分佈

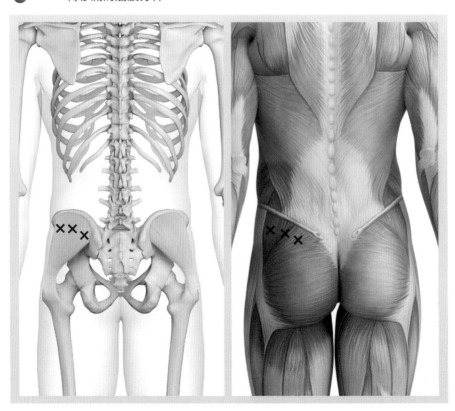

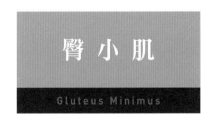

臀 小 肌

Gluteus Minimus

是穩定髖關節最重要的力量，髖關節退化、軟骨磨損消失，它都擔任最關鍵的角色。

影響區域包含了整個骨盆、臀部和大小腿外側和後側。

✗ ------- 激痛點位置

◐ ------- 肌肉位置圖

◕ ------- 轉移痛的筋膜分佈

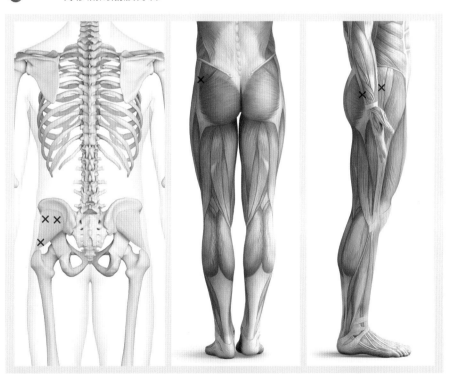

Point 髖關節不需開刀：只要把臀小肌治好，髖關節疾病大都不需開刀或換人工關節，只有骨折或腫瘤的情況下才有開刀的必要性。

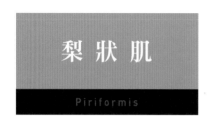

梨 狀 肌

Piriformis

位於臀部深處，與腰方肌同為影響坐骨神經的關鍵肌肉，發炎時都會引發坐骨神經痛，又稱梨狀肌症候群。

影響區域包含臀部、鼠蹊、會陰（生殖器）、坐骨神經分佈的整條腿。

✕-------- 激痛點位置

⬤-------- 肌肉位置圖

⬤-------- 轉移痛的筋膜分佈

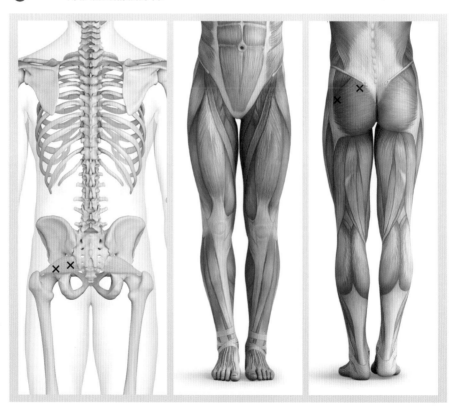

豎脊肌

Erector Spinae Muscles

從頭骨一直連到骨盆，是穩定脊椎的關鍵肌群，共分三大群，從內到外分別是棘肌群、最長肌群、髂肋肌群。

影響區域是靠近脊椎的兩側。

✗ ------- 激痛點位置

◐ ------- 肌肉位置圖

◑ ------- 轉移痛的筋膜分佈

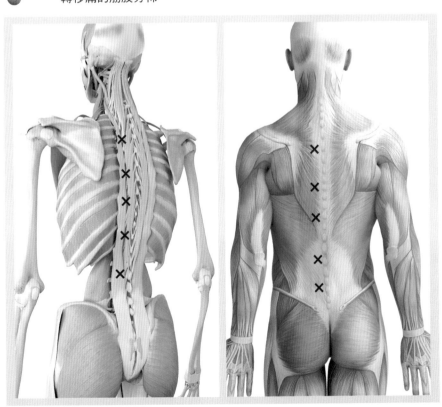

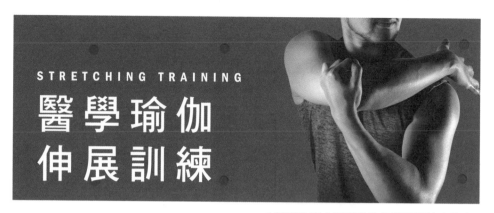

醫學瑜伽
伸展訓練

★**特別注意**！這個動作切記不要躺在軟床上，腰脊會下沉，建議可在瑜伽墊或是軟硬適中的床墊上進行，才不會受傷。

躺姿前彎式

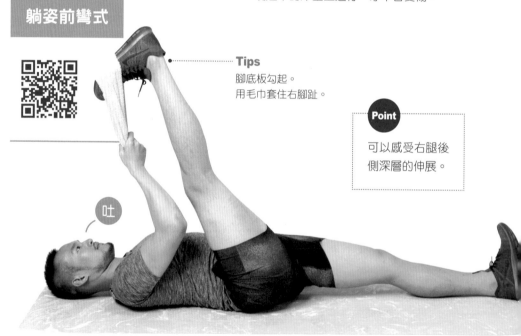

Tips
腳底板勾起。
用毛巾套住右腳趾。

Point
可以感受右腿後側深層的伸展。

吐

01

躺姿，抬高右腳，腳底板勾起，接著用毛巾套住右腳，單手抓毛巾，肩膀放鬆。
吐氣時把腿伸直，腳拉靠近身體。

小提醒！
· 柔軟度好的人可以直接以手抓住腳指。
· 手拉毛巾時不聳肩，否則容易造成二次肩頸緊繃。
· 腳盡量伸直，做不到就不勉強或拿更長的毛巾。

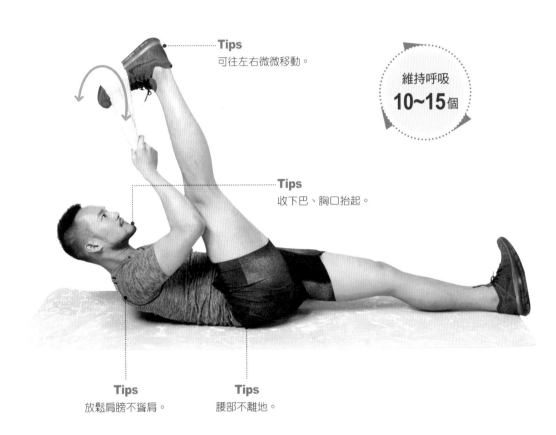

Tips
可往左右微微移動。

維持呼吸
10～15個

Tips
收下巴、胸口抬起。

Tips
放鬆肩膀不聳肩。

Tips
腰部不離地。

02

最後將頭離地，收下巴、胸口抬起，腿部保持伸直。腿部亦可左右側移動，會讓伸展更完全，維持10～15個呼吸，接著換邊進行。

Point

・可以更明確感受到從腳底、腿後、背部、頸部完全伸展。
・「淺背線筋膜」的深層伸展。

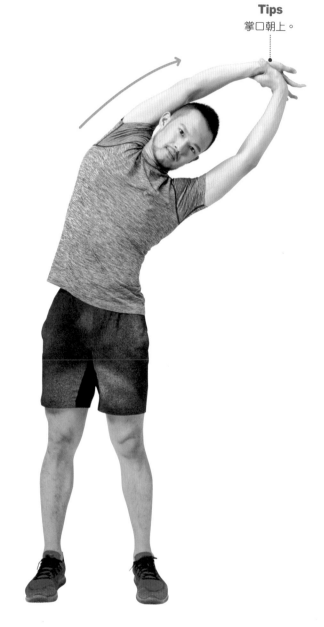

美腰美臀式

◎適合體能較佳者

Tips
掌口朝上。

01

站立與肩同寬，雙手舉高，胸口挺直，右手反轉掌心向上，左手握住右手腕，收小腹，右腰往左上拉長。

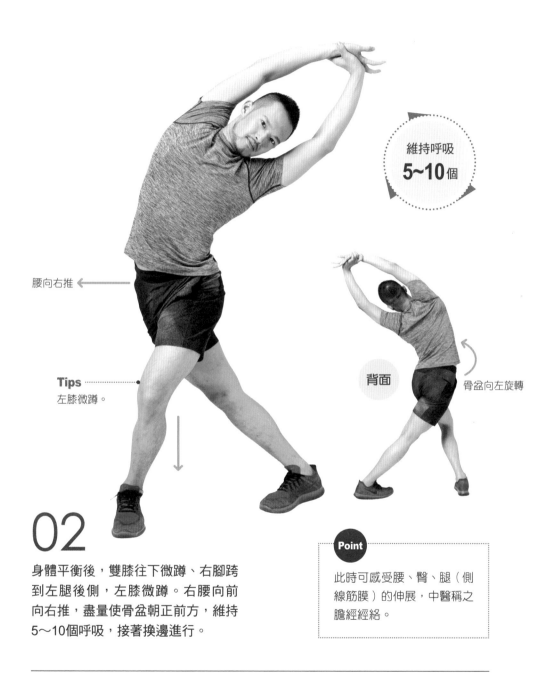

維持呼吸
5~10個

腰向右推 ←

Tips ……
左膝微蹲。

背面

骨盆向左旋轉

02

身體平衡後，雙膝往下微蹲、右腳跨
到左腿後側，左膝微蹲。右腰向前
向右推，盡量使骨盆朝正前方，維持
5~10個呼吸，接著換邊進行。

Point

此時可感受腰、臀、腿（側
線筋膜）的伸展，中醫稱之
膽經經絡。

小提醒！每次吐氣時，將骨盆向右緩緩移動、同時向左旋轉，前腳膝蓋再蹲一些，並讓右手
往左上延伸多一些，能加深伸展度。

麻花捲式

◎ 適合高齡或平衡感
較差者

★**特別注意**！此動作不可躺在軟床上，建議使用瑜伽墊。床墊太軟無法給腰椎或腰肌足夠支撐力，易使腰肌疲勞受傷，且軟床會使腰肌捲住容易使腰椎後凸，同樣地，我們平日睡覺的床墊也不可太軟。

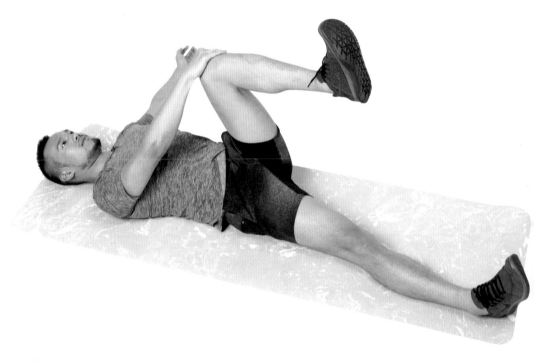

01

躺姿，左腳抬高與地面平行，右手扶住左腳膝蓋，左手打開，放鬆放在地上。

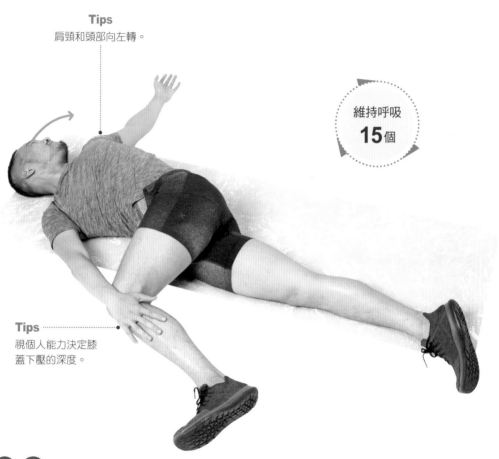

Tips
肩頸和頭部向左轉。

維持呼吸
15個

Tips
視個人能力決定膝
蓋下壓的深度。

02

每次吐氣時,右手將左膝往右下
壓,同時,左腰延伸到肩膀、頸
部持續往左側轉動,像麻花捲一
樣的扭轉,維持15個呼吸,接著
換邊進行。

Point

· 此動作可感受左腰部、臀部和左
大腿外側明顯的伸展。
· 「螺旋線」筋膜伸展。

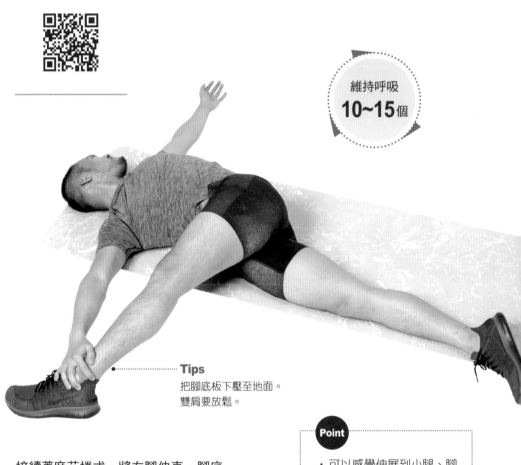

**麻花捲式
進階版**

維持呼吸
10~15個

Tips
把腳底板下壓至地面。
雙肩要放鬆。

Point

· 可以感覺伸展到小腿、腳
踝及腳板外側。
· 「螺旋線」和「側線」筋膜
深層伸展。

接續著麻花捲式,將左腳伸直,腳底
踩住地板,與上半身約呈90度,可
用右手將左腳底板下壓至地面,維持
10～15個呼吸,接著換邊進行。

小提醒!腳踝不適,髕骨外翻(膝外側不適)也都能透過這招改善。

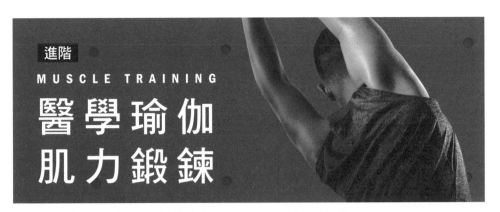

MUSCLE TRAINING
醫學瑜伽
肌力鍛鍊

★**特別注意**！做下方這些訓練動作前，需先確認腰臀疼痛已緩解。
★核心肌群中的腰背臀肌訓練。

翹臀抬腿式

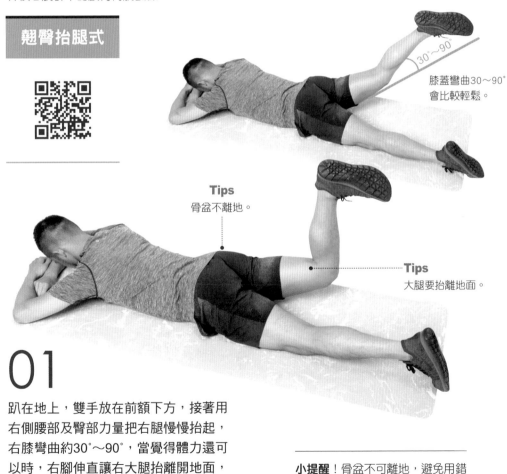

膝蓋彎曲30～90˚
會比較輕鬆。

Tips
骨盆不離地。

Tips
大腿要抬離地面。

01

趴在地上，雙手放在前額下方，接著用
右側腰部及臀部力量把右腿慢慢抬起，
右膝彎曲約30˚～90˚，當覺得體力還可
以時，右腳伸直讓右大腿抬離開地面，
骨盆不離地。

小提醒！骨盆不可離地，避免用錯
肌肉力量，導致骨盆不對稱。

147

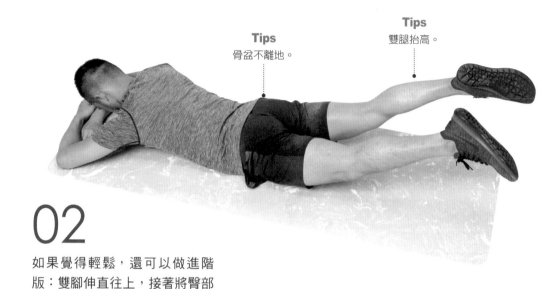

02

如果覺得輕鬆,還可以做進階
版:雙腳伸直往上,接著將臀部
抬高,最後伸直抬高雙腳。

Tips
雙手往兩側張開。

Tips
上半身上抬。

03

若體力還能負荷,想訓練更多更
多背肌力量,可以把上半身往上
抬,雙手往兩側張開。

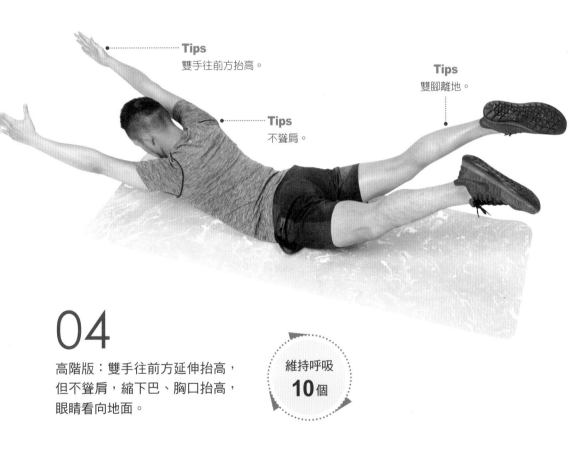

Tips
雙手往前方抬高。

Tips
不聳肩。

Tips
雙腳離地。

04

高階版：雙手往前方延伸抬高，
但不聳肩，縮下巴、胸口抬高，
眼睛看向地面。

維持呼吸
10個

橋式

★**特別注意**！這個動作切記不要躺在軟床上，否則腰椎會受傷，建議可在瑜伽墊或是硬的床墊上進行。

Tips
大腿內側出力夾住瑜伽磚。

吸

Point

· 可感受到大腿內側及會陰力量。
· 搭配 P.217 的骨盆底肌訓練，可以強化提升性功能。

01

躺姿，雙手平放在身體兩側，雙腿屈膝。
吸氣時，大腿內側用力夾住瑜伽磚，並收縮會陰。

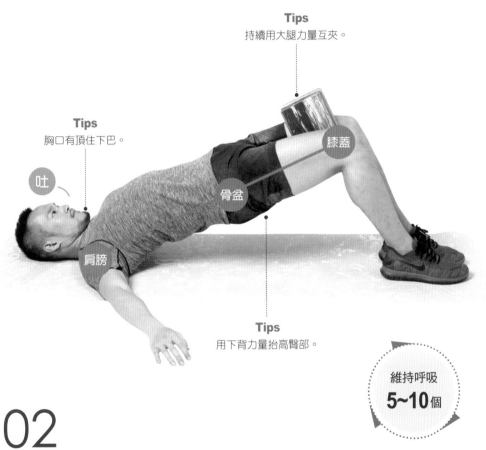

Tips
持續用大腿力量互夾。

Tips
胸口有頂住下巴。

吐

膝蓋

骨盆

肩膀

Tips
用下背力量抬高臀部。

維持呼吸
5~10個

02

小腹收緊,吐氣時,運用下背與
臀腿部力量將腰部推高,膝蓋、
骨盆、肩膀大致呈一直線,停留
5~10個呼吸後再放鬆。

151

不可不知的護脊祕密！

如何彎腰不受傷？

○正確姿勢

彎腰時，膝蓋往下蹲，接著翹臀（把尾椎翹起）收起小腹，保持下背挺直彎腰姿勢。

×錯誤姿勢

彎腰時，若拱背、雙腿伸直就彎腰，很容易受傷；或是上下搖晃，容易直接導致腰椎嚴重傷害。

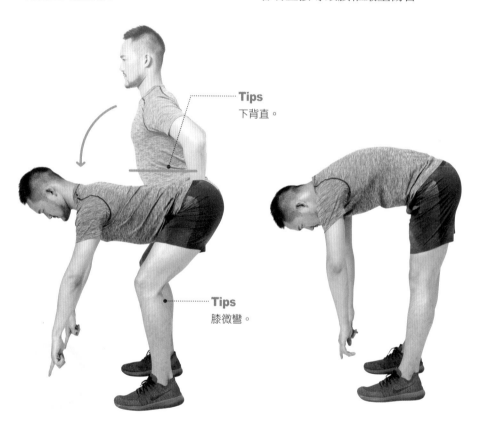

Tips
下背直。

Tips
膝微彎。

小提醒！彎腰時腿後側較緊，這是拉到背線筋膜所致，所以保持膝蓋微彎，背線筋膜放鬆後就能輕鬆前彎或彎腰。

瑜伽前彎不受傷的祕訣

○正確前彎姿勢

站立收腹部、翹起臀部、膝微彎；吐氣後，臀部繼續翹高彎下腰、背部保持挺直，再把下巴往身體方向收，即可安全伸展到背線筋膜而不傷及腰椎。

×錯誤前彎姿勢

做瑜伽的人，常拱腰背前彎、膝蓋打直、起身或上下搖晃，都是很傷身體的動作。

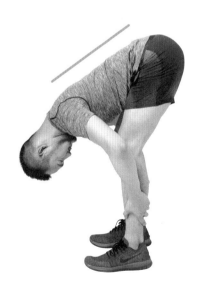

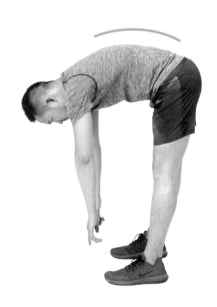

小提醒！下彎後若覺得輕鬆，確保下背直的狀態下再將膝蓋伸直，就能安全加深伸展喔！

這樣綁鞋帶不受傷！

○正確綁鞋帶姿勢

腰椎不能前彎、不拱背。

×錯誤綁鞋帶姿勢

拱腰容易傷到腰椎。

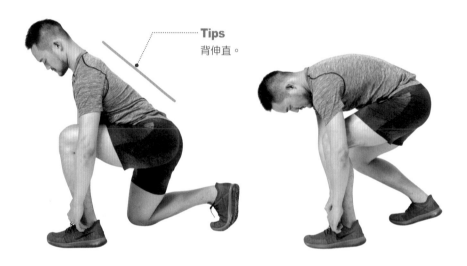

Tips
背伸直。

避免腰痛復發的4大祕訣

有腰部以下不適症狀的人，日常生活中要盡量避免下列狀況：

祕訣① 避免久站久坐

那必須長期久站久坐時該怎麼辦呢？

除了利用「手機設小提醒」，提醒自己不要久坐之外，有些動作我們可以常練習，像是深蹲。

建議每30分鐘站起來做類似深蹲姿勢。這個動作可以活絡經絡，降低脊椎負擔、血液淋巴循環變好，改善水腫、靜脈曲張、腰臀腿不適，也能鍛鍊下肢肌群。對於必須久坐久站的人，是最容易又有效的自癒動作，能避免未來出現身體痠痛等不適症。

辦公室版深蹲這樣做！

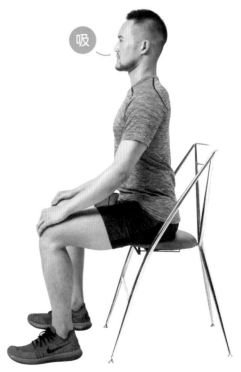

吸

01

坐在椅子上，吸氣時，背挺直、小腹收緊、雙腳打開約與肩同寬，膝蓋方向對準第 2 根腳趾。

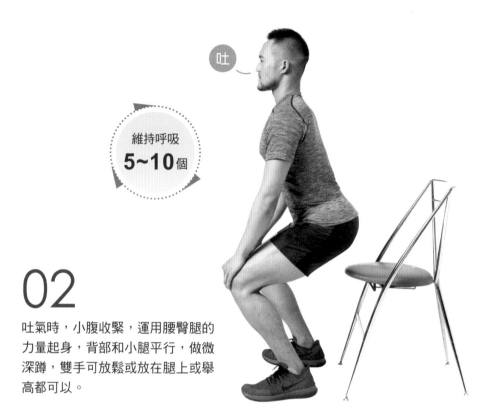

吐

維持呼吸
5~10個

02

吐氣時,小腹收緊,運用腰臀腿的
力量起身,背部和小腿平行,做微
深蹲,雙手可放鬆或放在腿上或舉
高都可以。

次數

每次維持5~10個呼吸,久坐時建
議每30分鐘做1~2次。

Point

· 離開椅子時,不要全站起
  來,保持蹲坐姿勢。
· 膝蓋大約對準第2根腳趾,
  較不易使膝蓋受傷。

小提醒!有些人說膝蓋超過腳趾會傷膝蓋,醫學證實並非如此,預防膝蓋受傷請詳見
P.180 膝蓋痛那章。

傷害腰部的可怕壞習慣

起床時肌肉還是在放鬆狀態，如果動作太大容易拉傷肌肉和脊椎。

╳錯誤起床姿勢

避免直接起身。因拱腰（如仰臥起坐
姿勢）會直接傷害到腰椎。

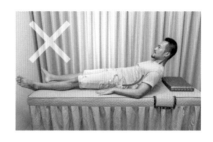

○起床的正確姿勢

要先側躺、屈膝，再以雙手、側腰的力量，推坐起身。

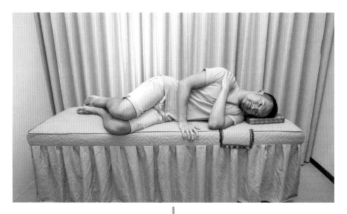

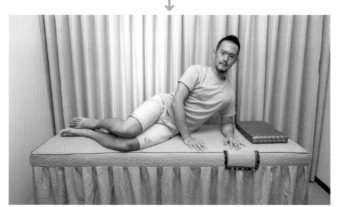

○護腰的正確坐姿

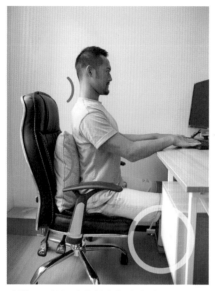

建議可以放個小抱枕在腰間支撐。

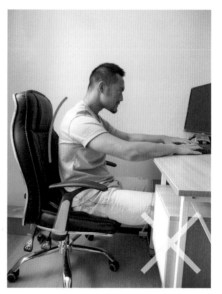

記得腰背部不要騰空，容易使背部成拱狀。

小提醒！此外，搭飛機時可以向空服員索取枕頭，放在頸部及腰部後方的空隙作為支撐，都會減輕頸椎和腰椎的壓力，讓坐姿比較舒服、也比較不會產生傷害。

祕訣② 減重

過胖的人建議要先減重，避免負重太大，導致腰臀肌肉發炎更嚴重。

祕訣③ 床墊需有支撐

床不可太軟，需有支撐，但也不能太硬；平躺時，腰不能懸空。

腰不痛後，可開始鍛鍊核心肌群（請詳見P.147、P.230）。但核心肌群的鍛鍊為什麼那麼重要？

①核心肌群是身體中軸、連接身體上半部和下半部的重要橋樑，包含腹部、腰部、臀部的所有肌群。核心肌群夠強韌，它就會是身體天然的護腰神器，可保護骨盆與脊椎，避免骨盆歪斜、脊椎側彎、甚至頸椎和下肢問題。

②核心肌群強、肌肉量夠，身體代謝率高不容易發胖，而瘦的人更能讓身體的協調及平衡度更好，姿勢自然會挺直，體態也跟著變好了。

③核心肌群鍛鍊時能按摩到腸胃，對於便祕的人有很顯著的緩解效果。

④核心肌群鍛鍊可以有效減少脂肪，對於患有糖尿病、高血壓的患者，具有不錯的控制效果。

⬤------- 核心肌群的位置請見紅色區塊。

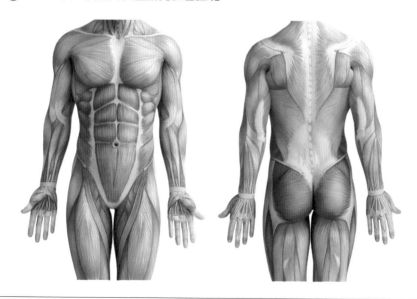

小提醒！切記不可練仰臥起坐，因該姿勢會反覆讓腰椎前彎，等同於錯誤彎腰的動作，造成腰椎嚴重傷害。欲強化腹肌又不傷脊椎，請做 P.230 燃脂肌力鍛鍊。

急性腰痛時，這樣睡！

　不論你習慣平躺或想側躺，依下面兩個方法去做，都能讓腰部肌群暫時放鬆，緩解疼痛！

○平躺

　膝蓋彎曲，下方墊厚枕頭。

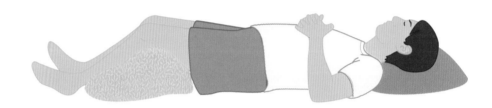

○側躺

　大腿中間夾枕頭。

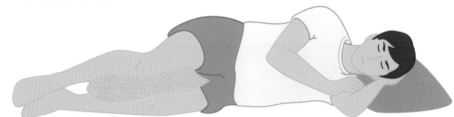

護腰、背架真的需要穿嗎？

當你有腰、胸椎等相關問題，像是脊椎骨骨折、滑脫、長期駝背駝腰等時，通常醫師都會建議穿護腰、背架，為什麼呢？

使用護腰和背架的用意很好，可以透過外力強制讓脊椎更直、抑制不良姿勢，以減少二度傷害，但穿久了就容易產生依賴性，不去使用腹腰背肌肉力量來支撐脊椎，因此，這些維持脊椎健康的關鍵——天然護腰神器「核心肌群」，很容易就萎縮了，就像你身上原本保家衛國的軍隊撤軍了，頓時失去保護，這時需要脫下護腰背架時(像洗澡)，只要稍微姿勢不良，就特別容易造成更嚴重的傷害！

那什麼才是最好的選擇呢？

在急性疼痛期，若無法以自身力量維持良好姿勢（就像很多人痛到無法挺直腰背），就應先穿護腰或背架，急性疼痛期過後要嘗試不穿，才不會產生依賴性，造成終生都需要穿護腰背架的遺憾！

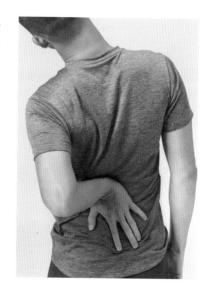

而且，盡量在急性疼痛期就趕快治療好，並搭配醫學瑜伽伸展，等完全不會疼痛後，再做醫學瑜伽肌力訓練，把核心肌群鍛鍊起來、矯正好姿勢，就能一勞永逸，告別護腰或背架了！

尾椎痛

高危險群
久坐、跌倒等意外傷害。

可能的症狀表現
薦椎、尾椎、臀部、肛門、會陰
痛，痠麻無力。

「坐如針氈」來形容尾椎痛，一點都不為過。
只要坐較硬的椅子或久坐要起身時，就會疼痛
不已，嚴重影響生活品質，有些人甚至會為此
去做民俗療法「挖肛門」矯正，真的有必要
嗎？本單元將教你最新又有效率的治療方式，
擊退尾椎痛！

醫療實例 尾椎肛門劇痛3年，居然神奇消失了！

3年前，攝影師侯先生從高處墜落，造成嚴重的腰椎粉碎性骨折，當場接近下半身癱瘓。他經過手術治療半年後，終於可以自由行動，但留下的後遺症很多，其中神經性的疼痛最困擾，雙腳與腰臀無時無刻都會麻痛抽搐，連肛門到尾椎處也像被門夾到一樣劇痛。讓他坐立難安、痛到無法好好睡覺。這3年已嘗試各種治療，但幾乎沒效，曾絕望到一度想放棄人生了。

於是我幫他以乾針結合耳針治療，除了改善神經痛，也能加速脊髓神經修復。歷經1個多月6次的治療，加上他回家很認真地做醫學瑜伽伸展，神經痛問題大幅改善，幾乎不用吃止痛藥。最神奇的是，最困擾他的尾椎肛門周圍的疼痛感居然完全消失，大幅提升生活品質。

每次看到疼痛患者能重獲新生，都很感謝對方，讓我有機會能幫助到他們。

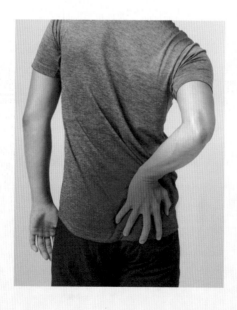

為什麼會尾椎痛？

久坐、拉傷或是跌傷意外發生時，臀部肌肉吸收衝擊力道而發炎，而導致尾椎與肛門、會陰筋膜發炎疼痛。約有90％的尾椎痛是臀大肌筋膜發炎而導致的。只要乾針治療後，再積極做醫學瑜伽伸展即可復原。

肛門痛，一定是痔瘡？

有些人肛門痛會誤以為長痔瘡了，但看了直腸科醫師卻沒事，原因在於尾椎很靠近肛門，當臀大肌筋膜發炎時，整個骨盆都可能處在發炎狀態，所以肛門也可能出現不適。

主要致病肌肉有哪些？

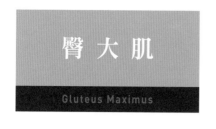

臀部最大塊的肌肉，掌握著骨盆和髖關節的一舉一動。

影響區域包含了薦椎、尾椎、臀部、會陰、肛門。

✕ ------- 激痛點位置

⬤ ------- 肌肉位置圖

⬤ ------- 轉移痛的筋膜分佈

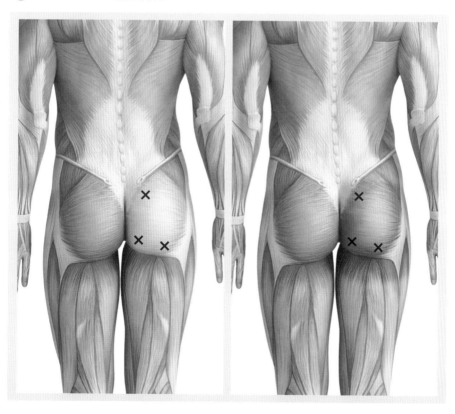

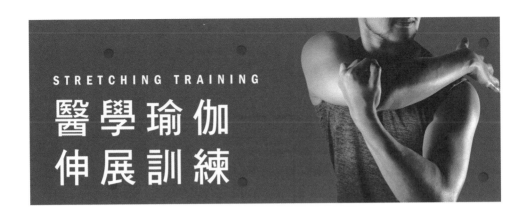

STRETCHING TRAINING
醫學瑜伽
伸展訓練

抱腿式

Tips
腳往胸口拉近、上
提來增加強度。

Point
可感受到臀部肌
肉伸展。

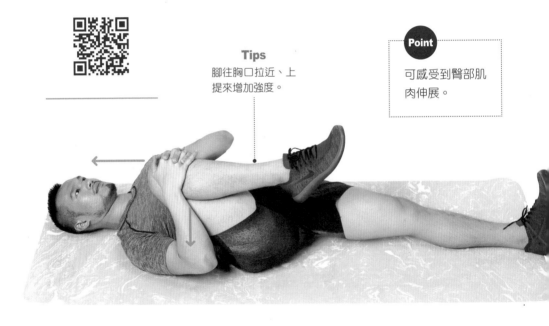

01

躺姿,雙手抱住屈膝的右腳,並
往胸口下壓、上提。

維持呼吸
10~15個

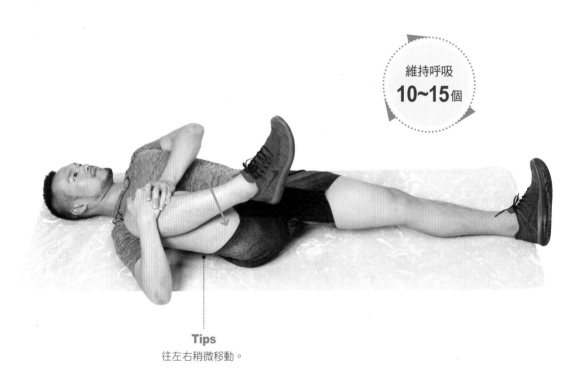

Tips
往左右稍微移動。

02

腳可以稍微往左右移動，能伸展到
更深層的筋膜，維持10～15個呼
吸，接著換邊進行。

小提醒！有尾椎痛的人，也可以做
P.189的鴿子式，有助改善此症狀。

鼠蹊不適、
骨盆前傾

[別名] ・ 骨盆前傾 / 歪斜
　　　　 ・ 髂腰肌症候群

高危險群
熱愛運動者、意外拉傷。

可能的症狀表現
鼠蹊部疼痛、痠麻、腰臀不適。

有些人運動後會出現「該邊痛」，起初沒特別去注意，幾天下來疼痛感越來越明顯，甚至延伸到大腿內側、膝蓋，走起路來有吃力拉扯的感覺，即俗稱「髂腰肌症候群」。這也是最常困擾醫師和病人的病症之一，那該如何有效治療呢？

醫療實例 1	**鼠蹊痛遍尋名醫無解，乾針＋醫學瑜伽治療後不痛了！**

年輕健壯的陳先生，某次彎腰撿東西時閃到腰，接著開始出現腰痛、坐骨神經痛，且椎間盤突出壓迫到神經等諸多症狀。他在做前後擺動腰，尤其是將腰往前推的動作時，可以感受到腰、臀部、大腿後側都有緊痛感，甚至神經強烈地被壓迫抽拉不適的問題。

另外，躺著屈腳和抬腿時，在左腹股溝（鼠蹊部）有壓迫感、緊緊脹脹的。他到處求醫，在各大醫院看遍名醫做了所有的自費治療、也去按摩推拿，都沒有進展，時間一久，甚至愈來愈嚴重。

他來找我看診時有些緊張，因為這是他第一次嘗試乾針治療。治療後，他明顯感覺身上的緊痛感消失了，直說很奇妙，臉上終於露出開心、放鬆的表情。我建議他每個月都要追蹤治療，且回家要勤做醫學瑜伽伸展，直到不復發為止。果真，2個月後見他回診時已不再「卡到陰」，鼠蹊不痛，坐骨神經也幾乎都鬆開，大笑著說：「太厲害了！我沒想到我還能重回球場上帥氣投籃，感謝醫師！」

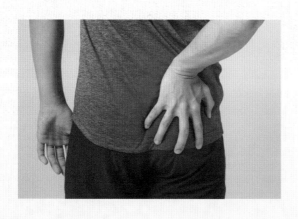

骨盆嚴重前傾痛3年，
1次治療找回美麗曲線！

Lauren是一位年約30歲的美國人，3年前懷孕時有骨盆前傾現象，隨著寶寶愈大前傾愈嚴重，漂亮體態全變了樣。原以為產後會改善，不但沒改善，到了第2年，腰部開始隱隱作痛，尤其正值生理期時，常痛到無法下床。在美國，她看遍了整脊、中西醫治療，幾乎能做的都做了，卻沒太大改善。

她的台灣好友看到我在Youtube上的治療影片，當中很多久病不癒的人都被治好，覺得很神奇，便推薦她飛到台灣找我診治。

我幫她做髂腰肌乾針治療，她馬上感覺到腰終於可以自由活動，甚至恢復按壓的知覺，令她非常興奮不已！（之前骨盆前傾之故，即使給別人推拿按摩，再怎麼用力，她都沒有任何感覺）。

此外，我指導她醫學瑜伽弓箭式側彎動作，叮嚀她要認真運動保養。直到半年後，她帶著父母從美國來找我診治頭暈，才再度碰面。她這半年期間，很認真做醫學瑜伽，骨盆不再過度前傾、腰很靈活，疼痛幾乎沒發生過，大幅改善生活品質，也找回健康美麗的腰臀曲線。

為什麼會鼠蹊不適、骨盆前傾？

鼠蹊不適大多發生在熱愛運動者的身上，尤其過度激烈的運動，像是球類、田徑、高度彎折的瑜伽、性行為等，因為瞬間張力或過度伸展會讓腿內收肌和髂腰肌筋膜受傷，導致鼠蹊不適，甚至大腿內側疼痛。

　　髂腰肌筋膜長期發炎，就會使肌肉緊繃縮短，將腰椎抓緊、變短變窄，使前凸弧度加大，因此骨盆更加前傾，也同時可能促使腰臀肌筋膜或坐骨神經發炎，加速脊椎退化。

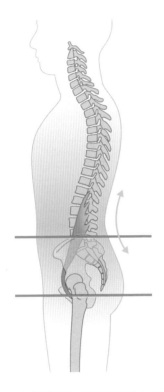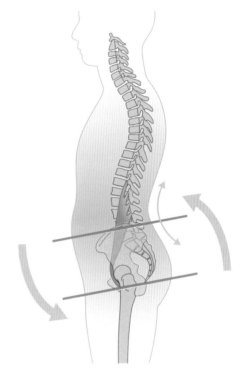

▲ 正常的髂腰肌，讓腰椎骨盆有正常的曲度。

▲ 緊繃變短的髂腰肌，使腰椎前凸、骨盆前傾。

主要致病肌肉有哪些？

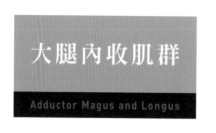

內收大肌和內收長肌負責穩定骨盆與膝關節的肌群。

影響區域包含了鼠蹊、骨盆、大腿內側、膝蓋。

✕ ------- 激痛點位置
◔ ------- 肌肉位置圖
◕ ------- 轉移痛的筋膜分佈

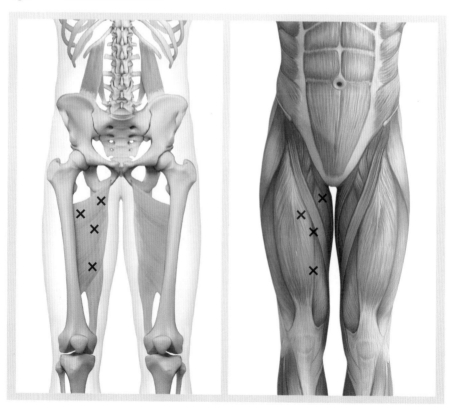

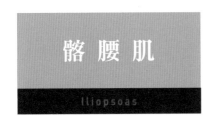

髂腰肌是髂肌加上腰大肌，是穩定腰椎和骨盆的關鍵肌群。就連懷孕時，穩定腹腔的重責大任都靠它。

影響區域包含了下腹部、腰臀與鼠蹊至腿部。

✕------- 激痛點位置
------- 肌肉位置圖
------- 轉移痛的筋膜分佈

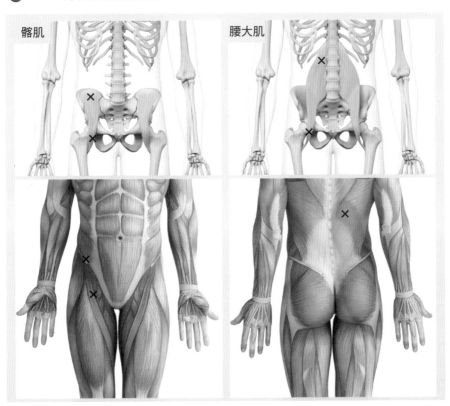

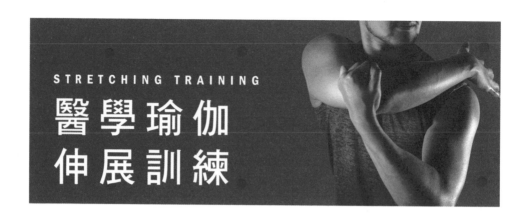

STRETCHING TRAINING
醫學瑜伽
伸展訓練

青蛙式

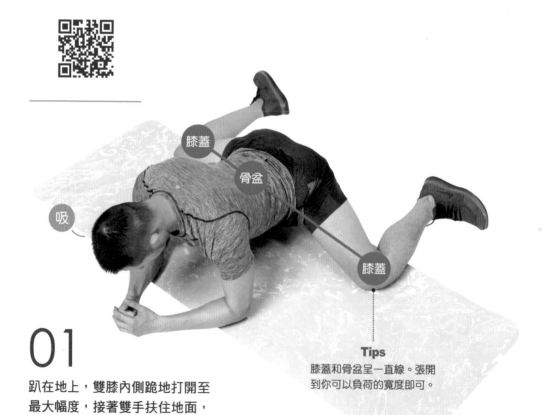

膝蓋

骨盆

吸

膝蓋

01

趴在地上，雙膝內側跪地打開至
最大幅度，接著雙手扶住地面，
雙腳張開，雙側小腿平行。

Tips
膝蓋和骨盆呈一直線。張開
到你可以負荷的寬度即可。

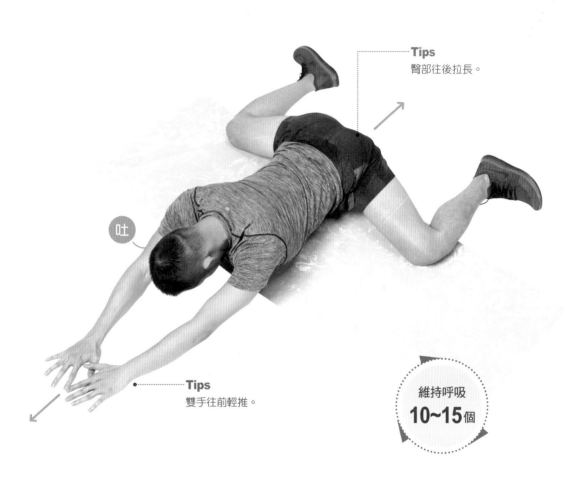

Tips
臀部往後拉長。

吐

Tips
雙手往前輕推。

維持呼吸
10~15個

02

每次吐氣時，雙手往前拉長延伸，並向
前輕推，脊椎和臀部開始往後、向下坐
（臀部緩緩靠近地面）、胸口到前額可
放鬆貼到地面。

Point

留在這裡深呼吸，感受大
腿內側及鼠蹊的伸展。

弓箭式側彎

◎較適合有運動習慣者

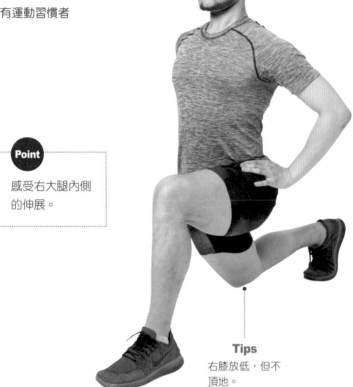

Point

感受右大腿內側
的伸展。

Tips
右膝放低,但不
頂地。

01

呈弓箭步,右腳往後、右腳尖點
地,雙手插腰,右膝放低。

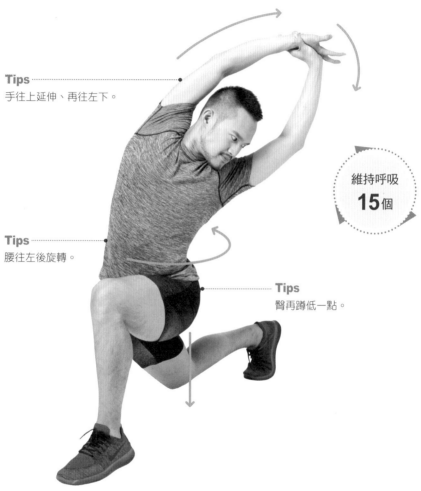

Tips
手往上延伸、再往左下。

Tips
腰往左後旋轉。

維持呼吸
15個

Tips
臀再蹲低一點。

02

右手舉高,掌心朝上,左手抓住右手
腕,往左往上延伸後,再往左下,接
著腰部往左後方旋轉,做到自己能負
荷的程度為主,維持15個呼吸,接著
換邊進行。

Point

· 每次吐氣時,腰部可往左後側
  彎曲多一些、 臀部再蹲低一
  點,右大腿內側及右腰側的伸
  展會更深。

· 「深前線+側線」筋膜伸展。

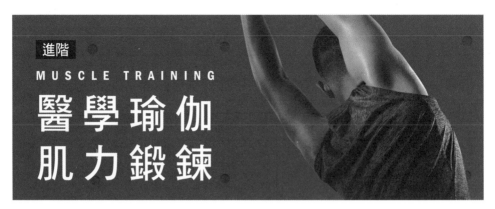

進階

MUSCLE TRAINING

醫學瑜伽
肌力鍛鍊

★**特別注意**！做下方這些訓練動作前，需先確認鼠蹊不適已緩解。

合掌深蹲式

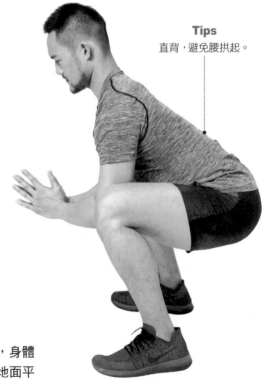

Tips
直背，避免腰拱起。

01

站姿，雙手合掌，雙腳打開，身體慢慢往下蹲坐，直到大腿和地面平行，身體挺直，把雙手手肘放到大腿內側，靠近膝蓋的地方。

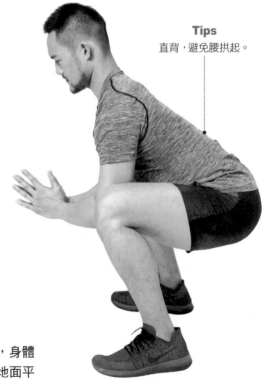

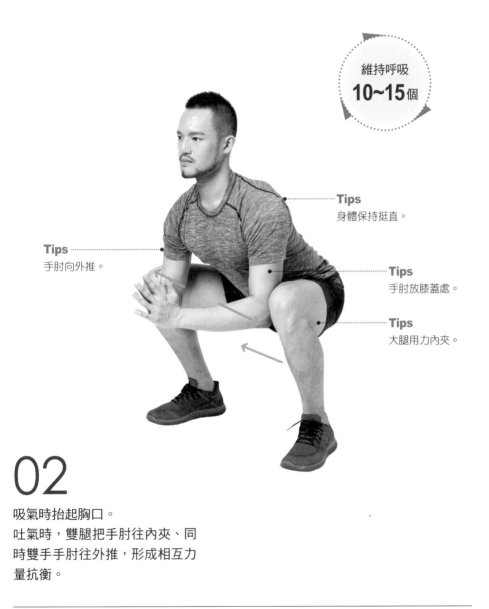

維持呼吸
10~15個

Tips
身體保持挺直。

Tips
手肘向外推。

Tips
手肘放膝蓋處。

Tips
大腿用力內夾。

02

吸氣時抬起胸口。
吐氣時，雙腿把手肘往內夾、同
時雙手手肘往外推，形成相互力
量抗衡。

小提醒！因肌力部分都較難維持較久，所以呼吸次數通常是依照自己能做的極限而定。

膝蓋痛

[別名] ・退化性關節炎
・半月板磨損破裂
・十字韌帶損傷 / 鬆弛
・髂脛束症候群
・髕骨外翻 / 軟化
・骨刺

高危險群

熱愛運動者、負重工作、長短腳
者、內外八走路。

可能的症狀表現

膝蓋周圍痛、積水、腫脹變形、
咖咖聲響、大腿 / 骨盆痠痛。

膝蓋痛出現在各年齡層，但多數人求醫卻難有
太大改善，做錯復健運動又容易惡化。本單元
將教你能真正能遠離膝蓋難疾的關鍵，並透過
正確實用的醫學瑜伽，改善疼痛，這麼多人都
因此告別輪椅、拐杖了，你還在等什麼？

醫療實例 揮別拐杖,奇蹟般重獲健康膝蓋!

劉小姐2年前跌落山谷後,膝蓋劇痛無法正常走路、蹲廁所,只能靠拐杖勉強行走。台灣醫師診斷膝蓋半月板破裂、十字韌帶撕裂,所有大醫院都告訴她要開刀,連手術同意書都簽了。

開刀前一天,她臨陣脫逃,抱持最後一絲希望飛回居住地澳洲諮詢醫師,醫師建議她不要開刀,用藥物保守治療。但藥物只能短暫壓抑疼痛,完全無法幫助到她。偶然機緣下,看到網友分享被我治癒的案例,和她的情況有些類似,就聯繫了我。劉小姐經過22次的乾針治療,並每日至少做5次的醫學瑜伽伸展,膝蓋已經回到以往的良好狀態,能夠蹲下和跪坐自如,又能繼續她最熱愛的茶道和登山健行。

她非常開心和激動地說:「我曾經歷過一段灰暗的過程,覺得自己可能會殘廢、不能做喜歡的登山、茶道,加上腳痛不斷增加負面情緒。經過這段時間的治療,我愈來愈有信心,和自己說要挺過去。如今,我不必吃藥、不必打針、不必開刀,只要認真做醫學瑜伽運動,就能再度跑、跳、蹲、上廁所、登山、跪坐,謝醫師真是厲害,台灣之光!」我們醫療團隊看見她笑得這麼燦爛,覺得這一切努力都值得了!

為什麼會膝蓋痛?

造成膝蓋痛的主因是大腿前側的股四頭肌發炎,其可能跟長期久坐、久站、久蹲,或是熱愛運動的三鐵、爬山、跑步、跳躍等,容易讓股四頭肌緊繃或受傷,也可能來自意外傷害,甚至是關節內軟骨(又稱半月板、半月軟骨),因年齡退化、過度使用導致磨損、破裂,造成膝蓋僵硬、疼痛、腫大。

膝蓋軟骨磨損有救嗎？為何絕對不能直接鍛鍊肌肉？

　　診治的醫師常因看到患者X光片中的膝關節縫隙太窄（表示半月軟骨磨損），就建議打玻尿酸潤滑關節或其他藥物，並回家鍛鍊肌肉，不然就得開刀。這些方法雖能舒緩膝蓋痛，卻不易根治，因為疼痛的源頭——腿前側肌筋膜發炎沒有治療好，仍處於緊繃狀態，很容易復發，如果這時又鍛鍊肌肉，會使筋膜更緊繃、軟骨磨損症狀更嚴重；反之，若筋膜鬆開了，軟骨就有空間重生。手術則容易造成術後沾黏，可能引發筋膜炎，嚴重者會不良於行（我到原住民部落義診時，見到開刀後導致坐輪椅、拿拐杖的案例不少）。所以，是否開刀，醫師及患者都要審慎評估。

膝蓋積水怎麼處理？

　　另外，有些人膝蓋積水，會去醫院將積水抽出，之後卻反覆復發，這是身體自主想要分泌多一點水液去潤滑關節，卻因筋膜變緊，使得空間變窄，關節液無法留在關節內，而流到關節腔外讓組織腫脹，抽出只會讓身體想分泌更多關節液，是無止盡的惡性循環。

髕骨外翻、十字韌帶發炎，該怎麼辦？

　　有些人被檢查出十字韌帶受損，就以為要開刀，其實韌帶也是筋膜的一種，皆能透過治療筋膜而復原。

　　而股外側肌或髂脛束較緊繃時，易導致髕骨外翻（又稱軟化），但別擔心，放鬆後就能回到正常囉（請參考P.146的「麻花捲式進階版」）！

膝蓋痛竟是坐骨神經發炎引起？

偶爾在門診會遇到膝蓋不適（但沒有腰臀腿不適症狀）的患者，他們很辛苦地在各醫療院所徘徊，持續治療膝蓋都沒改善，其實病因極可能是腰臀部的肌筋膜炎，導致坐骨神經受壓迫發炎所致！（請參閱P.134腰臀腿不適那張的坐骨神經發炎分佈圖，可發現膝蓋也在其發炎範圍內。）

Dr.Victor
生活保健小提醒

膝蓋痛的正確預防治療法

　　正確的治療方式，應先放鬆筋膜，使之不發炎後，關節腔自然會鬆開、積水就能被吸收、軟骨也容易重生，之後再鍛鍊大腿肌力，讓大腿有足夠力量支撐身體，才能長久改善、根除膝痛的病因。

　　此外，除了做醫學瑜伽，建議大家平時要避免及注意下列事項：

①**避免久跪、久蹲、久坐、久站。**

②採坐姿時，**膝蓋盡量減少彎曲**，讓小腿能向前延伸，可減少膝關節的壓力。

③**走路避免內外八**

　　走路時啟動大腿力量，第2根腳趾約朝正前方，能讓骨盆、膝蓋延伸到足底的受力平均，可減少下肢的傷害。

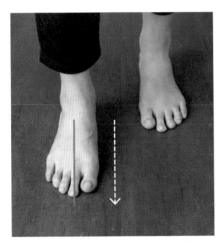

○正確走路姿勢

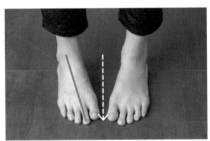

✕內八

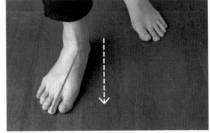

✕外八

④膝蓋不鎖死

　　站立時，因全身重量壓在膝蓋上，若是膝蓋老是硬梆梆、沒彈性，呈現鎖死狀態，易使關節磨損，應保持微彎、有微幅移動的空間。

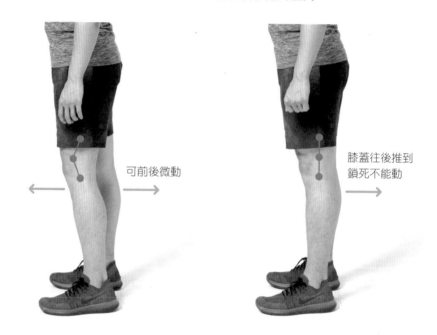

可前後微動

膝蓋往後推到
鎖死不能動

主要致病肌肉有哪些？

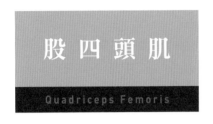

位於大腿前側，分為股直、股中間、股外側、股內側肌共4條，是穩定膝關節的關鍵大肌群，同時也有穩定骨盆、核心的作用。

影響區域包含了膝蓋周圍延伸到整個大腿。

✕ ------ 激痛點位置
◖ ------ 肌肉位置圖
◖ ------ 轉移痛的筋膜分佈

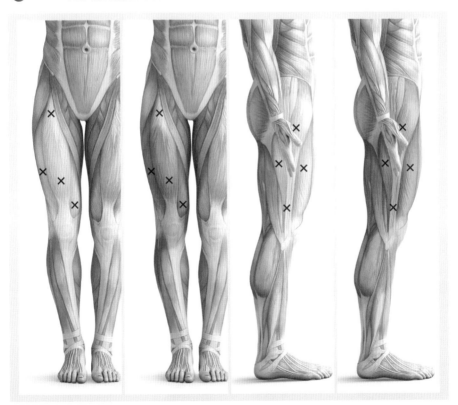

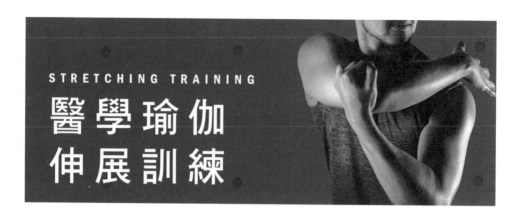

STRETCHING TRAINING

醫學瑜伽
伸展訓練

站姿的
股四頭肌伸展

◎適合體能較佳者

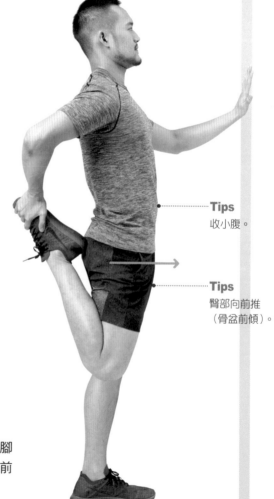

Tips
收小腹。

Tips
臀部向前推
（骨盆前傾）。

01

站姿，左手扶著牆，右手抓住腳
趾，收小腹、臀部向前（骨盆前
傾）。

Point

・此時大腿前側可感受
 到深層的伸展。
・「前線」筋膜伸展。

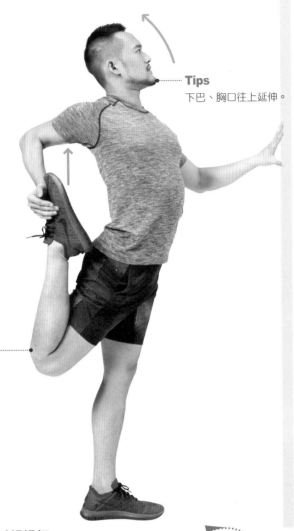

Tips
下巴、胸口往上延伸。

Tips
膝蓋往後上拉提。

02

依照自己可伸展的程度，手慢慢把
腳往後往上提高，腳跟往臀部靠
近，大腿膝蓋會自然向後，胸口、
下巴往上延伸，維持10個呼吸，
接著換邊進行。

維持呼吸
10個

◎ 年長者專用或無法
平衡站立

Tips
往頸後側方向拉。

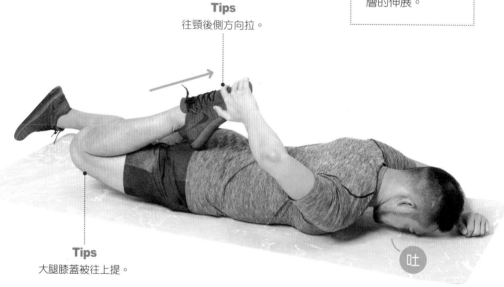

Tips
大腿膝蓋被往上提。

吐

維持呼吸
10~15個

趴在地上,右手抓住右腳腳趾位
置。吸氣,慢慢把腳往上提,離
開地面;吐氣,大腿、膝蓋往後
上拉至極限,維持10～15個呼
吸,接著換邊進行。

鴿子式

◎ 股四頭肌伸展的
進階版

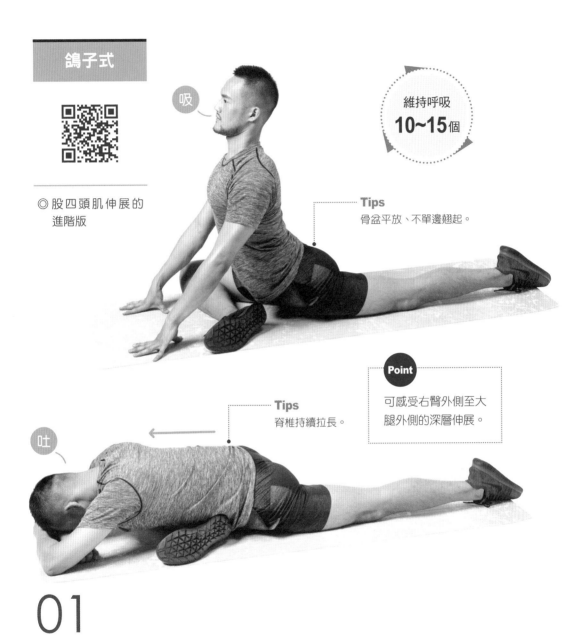

吸

維持呼吸
10~15個

Tips
骨盆平放、不單邊翹起。

吐

Tips
脊椎持續拉長。

Point
可感受右臀外側至大
腿外側的深層伸展。

01

右小腿橫放前方，左腿在後方伸直，
維持骨盆平放不歪斜，雙手平放。
吸氣時胸口拉長。吐氣時往前趴，持
續向前拉長脊椎。

小提醒！此式也能伸展臀大肌，
改善尾椎不適。

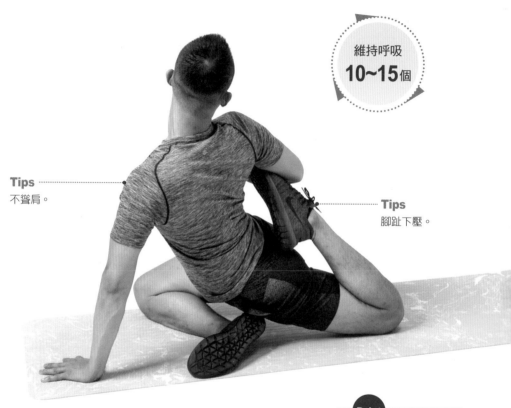

維持呼吸
10~15個

Tips
不聳肩。

Tips
腳趾下壓。

Point

可感受大腿前側更
深層的伸展。

02

這是扭轉鴿子式。伸展大腿前側
時，左腳彎曲利用右手肘扣住腳
趾，慢慢拉進身體。身體左轉，
不聳肩，維持10～15個呼吸，
接著換邊進行。

做扭轉鴿子式時要留意膝蓋的角度

○正確姿勢　　　　　　　　　　×錯誤姿勢

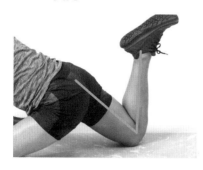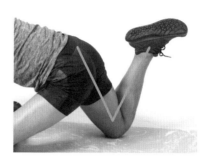

膝蓋角度不能呈正V，而是要「斜V」，不然會直接壓迫髕骨，容易使關節發炎且造成膝蓋痛。

Dr.Victor
生活保健小提醒

爬山、爬樓梯傷膝蓋？

　　爬山、上樓時，我們會運用到股四頭肌的力量，它會保護關節。下山、下樓時，若沒有讓大腿出力來穩定膝蓋，加上快速下降，往下踩的撞擊力道容易傷害到膝蓋硬軟骨組織，同時造成大腿筋膜變緊發炎。

　　所以下山時，每向下踩的同時，大腿必須出力以穩定膝關節，並緩慢下降、不能求快。而喜好從事下肢運動的人，如單車、爬山、重訓、舞蹈、跑步，建議在運動前、後，都要做股四頭肌的醫學瑜伽伸展，能有效避免膝蓋受傷。

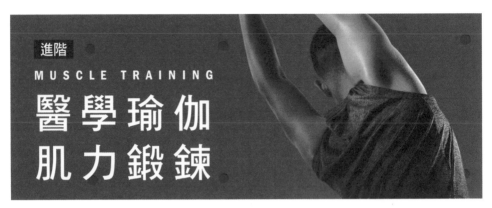

MUSCLE TRAINING

醫學瑜伽
肌力鍛鍊

★**特別注意**！疼痛改善的半個月至一個月後，才可做肌力訓練！每當肌力做完後，再做一組醫學瑜伽伸展。

股四頭肌訓練

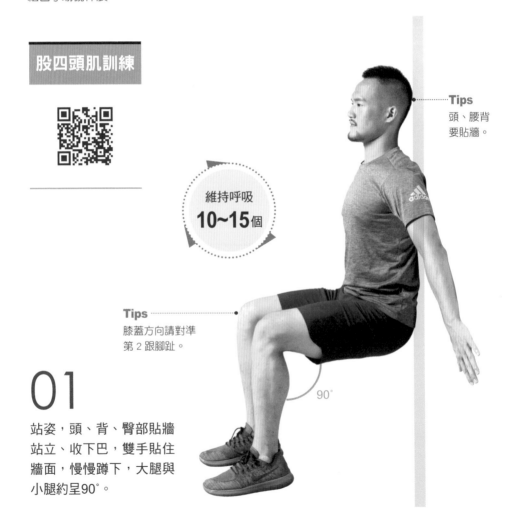

維持呼吸
10~15個

Tips
頭、腰背
要貼牆。

Tips
膝蓋方向請對準
第 2 跟腳趾。

90°

01

站姿，頭、背、臀部貼牆站立、收下巴，雙手貼住牆面，慢慢蹲下，大腿與小腿約呈90˚。

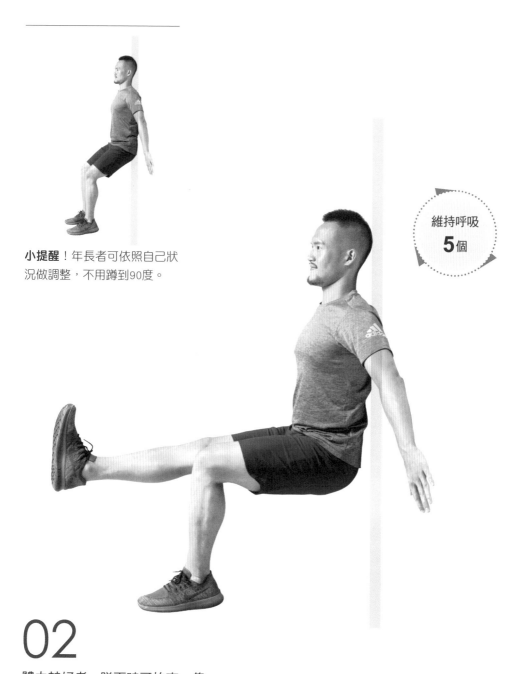

小提醒！年長者可依照自己狀
況做調整，不用蹲到90度。

維持呼吸
5個

02

體力較好者，蹲下時可抬高一隻
腳，做 5 個呼吸，再換腳。

腳掌、腳跟、小腿不適

[別名] ・足底筋膜炎
　　　・跟腱炎　　・跟骨骨刺
　　　・靜脈曲張　・淋巴水腫

高危險群

運動員、高跟鞋族、久站久坐者、
長短腳者、意外後骨盆歪斜。

可能的症狀表現

腳底、腳趾、腳跟麻痛、靜脈曲
張（血管明顯突出）、腳掌小腿
腫脹／抽筋、內側腳踝不適。

你是否曾起床時踩地，痛到不敢走；或是走久
了，腳底開始痛？很多人得知有足底筋膜炎
時，怎麼治療都還是無法緩解，心裡很疑惑，
明明我平常都有在運動，怎麼會這樣？其實，
關鍵原因並非足底，而是小腿！本章將顛覆你
對足底筋膜炎的舊有認知，成功擊退疼痛。

醫療實例 2年不敢赤腳走路，卻一夕間都不痛了！

一對年約40歲的夫妻，他們開了4小時車程，遠從台東來求診，可以想像他們四處求醫的無奈。原因是，2年半前，太太突然腳跟痛到無法下床走動，只要站10分鐘就得趕緊坐下，否則會痛到無法步行，後來在醫院診斷為足底筋膜炎。她曾打針治療，雖有改善，但過了半年又復發，這次打針就沒效了，之後嘗試各種中西醫治療，效果都不好。

我為她執行乾針治療後，她馬上能赤腳走路，非常驚喜與神奇，先生在旁開玩笑說：「妳結婚時都沒那麼開心！」接著，我用15分鐘教這對夫妻做醫學瑜伽伸展動作，以及講解完整足底筋膜炎的發病機制和預防方式。

先生說：「從來沒有醫師告訴我們發病原因在小腿，過去卻一直治療腳底，原來治療方向錯了，且平時要認真伸展小腿才不會復發。我太太從發病以後，我們已經好幾年沒有一起手牽手去散步了，真的很感謝你。」聽完這對甜蜜夫妻的對話，覺得特別感動！

很巧的是，1年後我們到台東義診，這位太太還很熱心地來當義工，以自身的經驗，教台東鄉親醫學瑜伽，並分享自己透過醫學瑜伽的保養，足底筋膜炎1年都沒再復發！

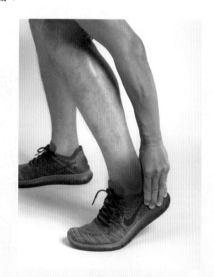

為什麼會足底筋膜炎？

　　導致足底筋膜炎的原因：下肢過度運動，或經常穿沒有足弓支撐、缺乏彈性的鞋子（如夾腳拖、平底鞋、高跟鞋），或是長短腳導致步行時負重集中在單側。這些狀況都容易導致小腿承受過大、過久、過長的壓力，引起小腿肌群緊繃發炎，導致足底筋膜炎。

　　很多治療方式會頭痛醫頭、腳痛醫腳，哪裡不舒服就直接針對該處去治療，但其實源頭是在小腿，沒有根除源頭就不會好。且過度刺激患部容易造成反覆發炎，就不容易根治。

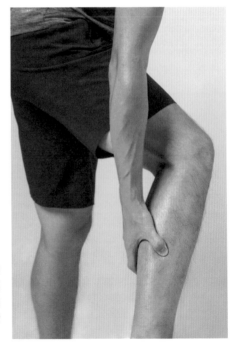

▶ 足底筋膜炎的關鍵原因其實
　不在腳底，而是在小腿，因
　為頭痛醫頭的治療方式，常
　導致患者雖治療許久，但始
　終無法被治癒。

主要致病肌肉有哪些？

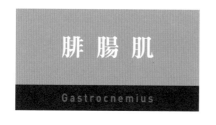

腓腸肌又稱小腿肚，也就是俗稱「蘿蔔腿」的位置。

影響區域包含了膝後、小腿、內側腳踝、腳底中段（腳窩）。

X ------- 激痛點位置
◐ ------- 肌肉位置圖
⬤ ------- 轉移痛的筋膜分佈

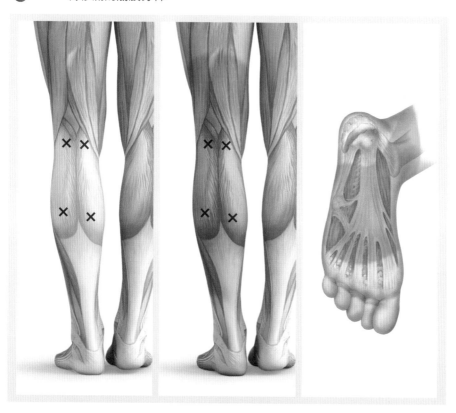

脛 後 肌

Tibialis Posterior

小腿後側最深層肌群。是足底痛、阿基里斯腱受傷的關鍵原因。

影響區域包含了小腿、腳跟到腳底、腳趾。

×-------- 激痛點位置

⬤-------- 肌肉位置圖

⬤-------- 轉移痛的筋膜分佈

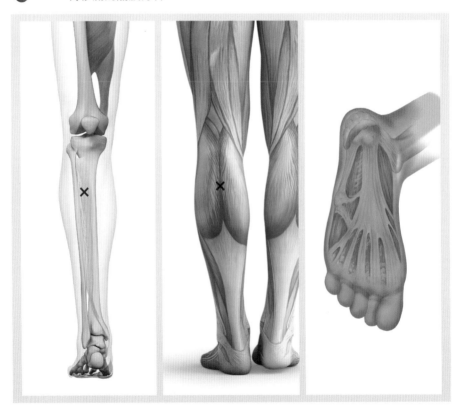

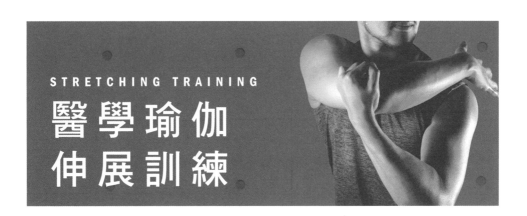

STRETCHING TRAINING
醫學瑜伽
伸展訓練

弓箭步推牆

弓箭步推牆

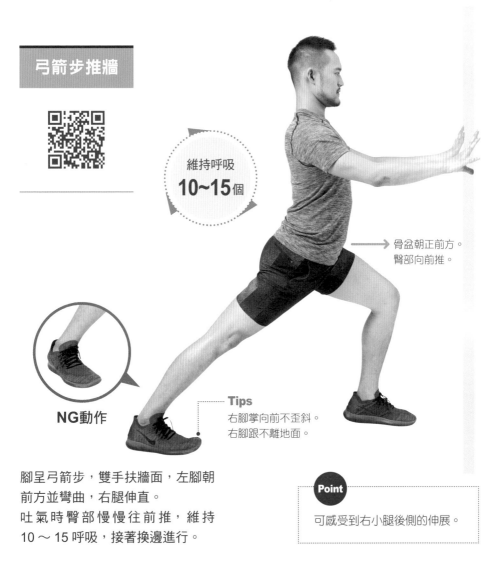

維持呼吸
10~15個

骨盆朝正前方。
臀部向前推。

NG動作

Tips
右腳掌向前不歪斜。
右腳跟不離地面。

腳呈弓箭步，雙手扶牆面，左腳朝
前方並彎曲，右腿伸直。
吐氣時臀部慢慢往前推，維持
10～15 呼吸，接著換邊進行。

Point

可感受到右小腿後側的伸展。

單腳深蹲
前彎式

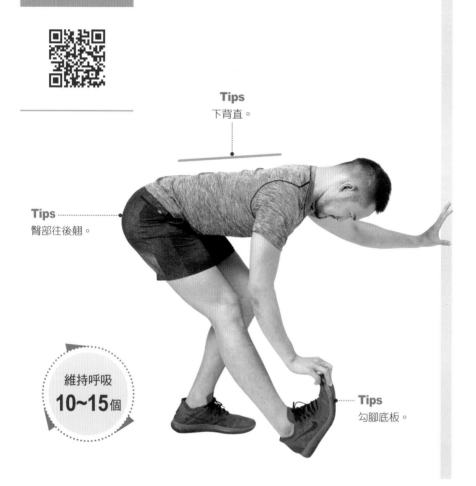

Tips
下背直。

Tips
臀部往後翹。

維持呼吸
10~15個

Tips
勾腳底板。

左手扶牆面，左腳微蹲、右腿伸直、右腳腳趾勾起。

吸氣時，臀部往後翹，背向前拉長延伸。

吐氣，收小腹、身體慢慢前彎，下背保持一直線，維持10～15呼吸，接著換邊進行。

Point

· 可以的話，右手輕輕抓住腳趾讓前彎做得更徹底，下巴往胸口方向貼近，讓腿後側筋膜伸展更完全。

· 「背線」筋膜深層伸展。

避免足底筋膜炎上身的祕訣

祕訣① 勿用腳趾抓握來復健

患有足底筋膜炎時，記得不要使用腳趾抓毛巾或其他物品。這個抓握動作是小腿後側肌群在出力，已經發炎的小腿肌筋膜當然會因再過度使用更加惡化。

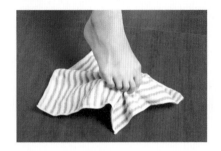

祕訣② 穿有足弓支撐、不過硬的鞋子

平底鞋和夾腳拖鞋雖然方便，但因缺乏足弓支撐，足底無法有效吸收地面的衝擊震波；過硬的鞋子也不易幫助吸收震盪，也要避免。

高跟鞋因為墊腳的姿勢，直接讓小腿緊繃，更容易發炎。

祕訣③ 消除小腿水腫的2大穴位

可以按壓陰陵泉和湧泉穴。

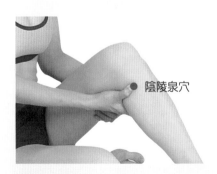

陰陵泉穴

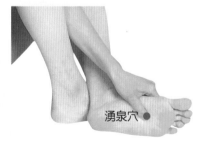

湧泉穴

❶ 陰陵泉穴
位在小腿內側，脛骨內側髁後下方的凹陷處。

❷ 湧泉穴
位於腳底中間凹陷處，約腳掌前1/3處。

外側腳踝不適

高危險群

意外和運動傷害者、久站職業型態。「內側腳踝痛」請參閱前一章P.194

可能的症狀表現

外側腳踝、腳背痠麻疼痛／積水腫脹。

「醫師，為何我翻船受傷後，腳踝就一直在痛、都沒好？」腳踝是承受身體重量的關鍵角色之一，當運動傷害或長期久站，出現腫脹就是肌筋膜發炎的訊號。但很多人說腳踝受傷不易康復，真是這樣嗎？

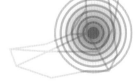

醫療實例　**腳踝痛25年，**
2次乾針＋每天醫學瑜伽伸展就痊癒！

阿SIR是一位刑警，他在一次車禍後，膝蓋和腳踝痛了25年。雖四處求醫，但疼痛依舊。也因為試過太多治療，他很不願意再接受其他治療，但因朋友膝蓋在我治療後改善甚多，所以本來很鐵齒的他，就硬著頭皮來嘗試乾針治療，但連續2次治療完後扎針處非常不適，因此沒有特別感覺。

半年後，他再次出現，驚訝地說：「謝醫師你真的太神奇了，我痛那麼久了，居然2次的乾針治療，加上我每天至少做5次的醫學瑜伽，居然都不痛了。你真的是疼痛救星，『痛』看到你都怕到好了。」

其實他這次出現是為了解決長期耳鳴問題，乾針後耳朵也立即不再嗡嗡叫、聲音清晰許多，再次讓這位阿SIR為乾針的速效感到讚嘆不已。我們也很感動能為這位人民保母解決長年的痛，讓他能再為民眾保家衛國。

為什麼會有腳踝不適？

腳踝不適通常是韌帶和肌肉筋膜拉傷所致，有些人會自己好，但若超過1個月沒有好，表示韌帶和筋膜還在發炎狀態，這時必須要乾針治療，並做醫學瑜伽伸展，否則會讓腳踝緊繃更惡化，導致行動不便。除了意外或運動傷害之外，長期久站的職業像空姐、櫃姐等，除了容易導致小腿筋膜緊繃發炎，也容易有腳踝不適的問題。

主要致病肌肉有哪些？

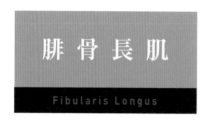

腓 骨 長 肌

Fibularis Longus

位於小腿外側。

影響區域包含了外側腳踝、腳背、小腿外側。

✗ ------- 激痛點位置
◐ ------- 肌肉位置圖
● ------- 轉移痛的筋膜分佈

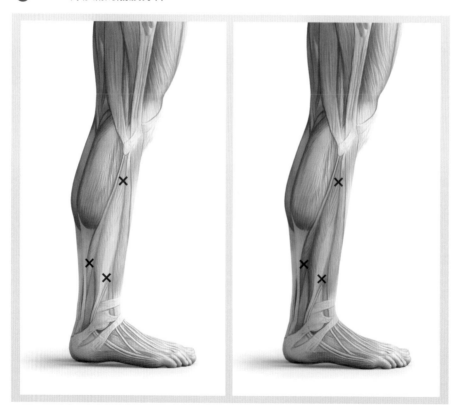

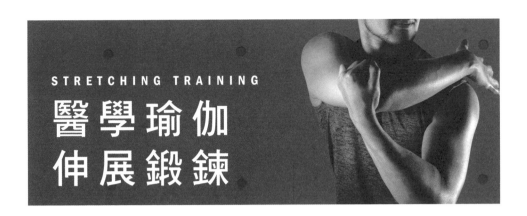

STRETCHING TRAINING

醫學瑜伽
伸展鍛鍊

翻船式

◎ 此處的進階版可做 P.146 的麻花捲式進階版。

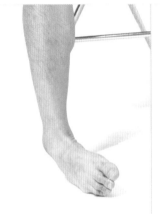

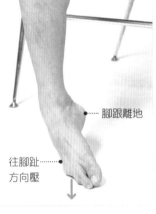

腳跟離地

往腳趾
方向壓

01

坐在椅子上，右腳底板（腳刀）內翻並向下壓、右膝蓋輕輕往內推，可感覺右腳踝外側肌肉有緊繃感有被伸展到。

02

可以把腳跟提起來、離地，往腳趾方向壓，效果會更好，維持10個呼吸，接著換邊進行。

維持呼吸
10個

小提醒！若站著做，手須扶支撐物，會比較穩。

拇趾外翻、
腳背/腳趾不適

高危險群

職業司機、腿部運動量多、女性
長期穿高跟鞋、穿鞋不合適。

可能的症狀表現

拇趾外翻/疼痛、足背或小腿痠
麻疼痛。

女性穿起高跟鞋雖然看起來美麗,但這背後也
隱藏不少代價!穿高跟鞋容易有拇趾外翻問
題,且不只會疼痛,更容易導致骨盆與脊椎為
了平衡傾斜的重心而歪斜,引發全身的肌膜發
炎與疼痛,不可不慎!

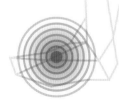

| 醫療實例 | **一次治療，拇趾外翻不再疼痛！** |

　　年輕帥氣的工程師陳先生一次的意外跌倒，造成他拇指外翻、左腳拇趾內側劇痛。剛開始走路時，左腳跛腳不良於行，嘗試過中西醫各種治療，終於能比較正常行走，但走路時左腳內側還是會痛，一直無法根治這個問題，令他沮喪不已。

　　經過乾針治療後，他馬上按壓左腳內側痛點，結果居然不痛了，他開心直說：「真的好厲害呀！」我建議他回家後要多做醫學瑜伽動作伸展，可以避免復發。過了半年後，再度詢問他恢復的情況，果真都沒有復發。

為什麼會拇趾外翻、足背痛、腳趾不適呢？

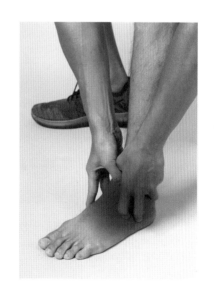

　　只要脛前肌過度使用，導致發炎緊繃，就容易產生這些症狀。

　　若拇趾外翻時間拖得太久，可能會讓骨頭異常增生、甚至腳趾交叉，就需要手術來改變外觀；但若是稍微移位或對外觀不過於在意者，透過伸展運動可以利用筋膜力量，將骨頭拉正，同時改善疼痛。

主要致病肌肉有哪些？

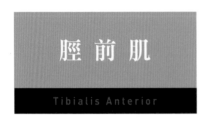

脛 前 肌

Tibialis Anterior

位在小腿前側，該激痛點又剛好對應
至中醫胃經上的足三里穴，又有長壽
穴之稱。

影響區域包含了小腿前側、腳踝、腳
背到大拇趾。

✘ ------- 激痛點位置
◗ ------- 肌肉位置圖
● ------- 轉移痛的筋膜分佈

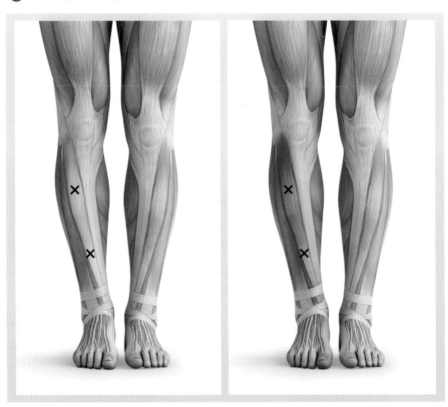

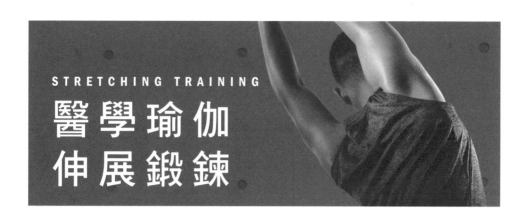

STRETCHING TRAINING

醫學瑜伽
伸展鍛鍊

芭蕾舞腳式

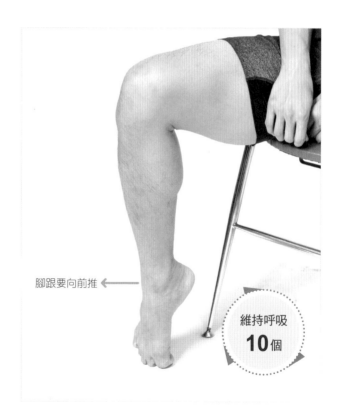

腳跟要向前推 ←

維持呼吸
10個

坐在椅子上,5個腳趾勾住、頂在地面、腳跟開始往前推,可感覺踝關節前側的肌肉有伸展到,維持10個呼吸,接著換邊進行。

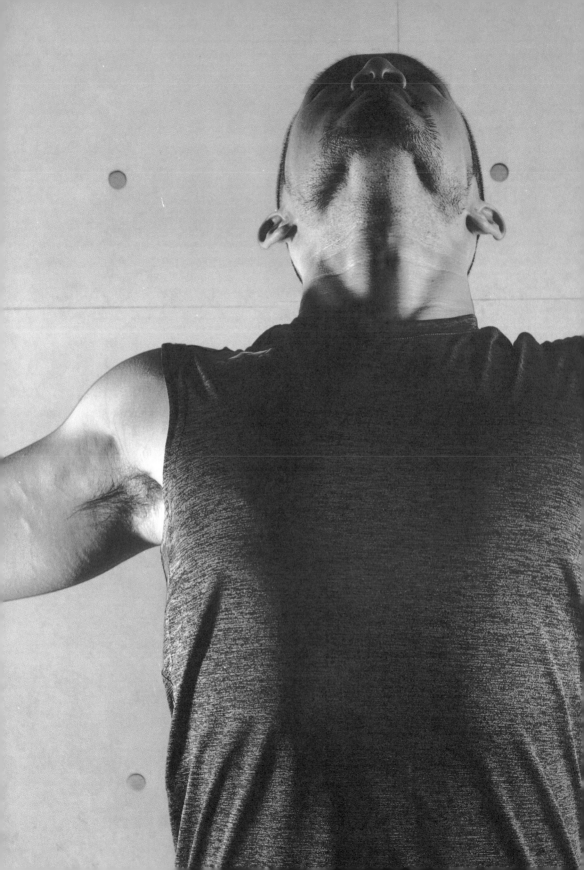

Part 4

筋膜引起的
4大特殊症狀

性功能障礙、
尿失禁

高危險群

脊椎、腹部有開過刀的人，包含
剖腹產，或是抽菸／酗酒者。

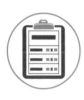

可能的症狀表現

會陰／生殖器疼痛、性冷感、勃
起功能障礙、性交疼痛、排尿困
難、 漏尿、頻尿、下腹脹痛、腸
胃不適。

性功能障礙只要治對相關肌群及勤做醫學瑜伽
伸展，就可強化骨盆底肌、放鬆腹肌筋膜，提
升中醫所謂的腎氣，重拾幸福美滿的性生活。
尿失禁、排尿困難不單只有男性攝護腺問題，
本章將顛覆傳統認知，帶你認識並解決這些頑
固問題。

醫療實例——性功能障礙　**乾針治療挽救了我的婚姻！**

劉先生對於夫妻性生活的品質要求較高，但自從工作業務繁忙、心理承受壓力愈來愈大後，身體陸續出現許多疼痛，甚至連勃起時，陰莖都會疼痛。

後來我幫他做了相關肌群的治療，疼痛開始緩解，且每個月的治療讓他感受到控制陰莖的肌肉越來越有力量。

經過半年的治療，恢復情況越來越好，勃起疼痛感完全消失，因此才開始敢嘗試性行為、勃起時間也比以前更持久了。他很開心地說：「很感謝謝醫師你挽救了我的婚姻。」甚至還開玩笑說這樣才能把老婆綁在身邊。

這半年，劉先生很積極地做我教他的醫學瑜伽伸展運動，才會恢復得如此神速。所以，不要忽略醫學瑜伽對我們預防保養的重要性。每天勤於練習，復發機率能降到最低，最終受益的一定是自己。

醫療實例——尿失禁　**1次治療＋醫學瑜伽，
輕鬆告別尿失禁！**

60歲的奶奶尿失禁長達半個月，自己都沒察覺不對勁，只是覺得大腿內側常濕濕的，後來自己還買了護墊，避免漏尿。

奶奶當初來找我診治，是為了治療她的坐骨神經痛問題，不經意詢問我，她有尿失禁的問題，乾針可不可以治療？治療過後的3個月，她回診時笑瞇瞇地說：「你教我的醫學瑜伽我有認真做，尿失禁問題改善很多、沒再發作了，效果真好呢！」

為什麼會有性功能障礙、尿失禁？

對於保守的國人，出現性功能障礙時多羞於啟齒，以為過一陣子就會沒事，所以常拖到事態嚴重時才求醫。其實，性功能障礙、尿失禁問題，男女都可能出現，除了影響夫妻房事之外，對於患者本身心理、工作、生活等都會造成嚴重影響。

主因

性功能障礙的症狀，以男性來說有早洩（太早射精）、勃起時間持久度太短、勃起硬度不夠、攝護腺肥大疼痛、性交疼痛等。以女性來說，是陰道過度乾燥、性冷感、難達性高潮、性交疼痛。

造成這些症狀的肌群，正是骨盆底肌群和腹直肌。骨盆底肌群中，最重要的是尿道括約肌和提肛肌，有些女性因為產後骨盆底肌筋膜鬆弛或太緊繃、發炎，無法達到高潮、性冷感、會陰部不適、子宮陰道脫垂及鬆弛、膀胱尿道下垂等症狀。少數過度肥胖者，重量過度壓迫著骨盆底肌，也會撐鬆而產生漏尿、性功能障礙問題。

更關鍵也是很少人知道的，腹部筋膜發炎會導致括約肌失能，引發排尿障礙、會陰部不適、搔癢灼熱與性功能障礙。

而腹部或脊椎手術時，很容易直接或間接傷害這些肌筋膜；手術後疤痕沾黏，更會直接纏住控制性功能、大小便的神經，使之發炎，導致一連串嚴重影響生活的障礙。

主要致病肌肉有哪些？

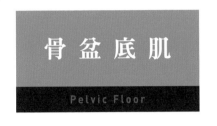

影響區域包含了會陰區域（含尿道、肛門）、生殖器。

●------- 為骨盆底肌位置

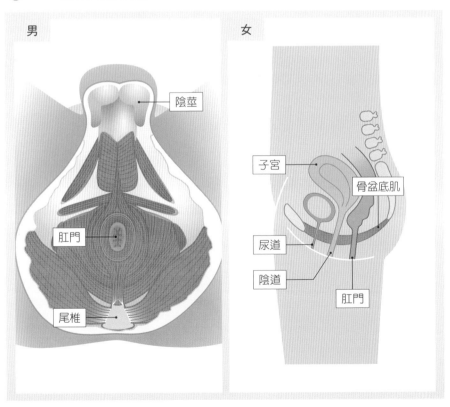

腹 直 肌

Rectus Abdominis

穩定上下半身最關鍵的核心肌肉。腹肌發炎能引起全身的異常疼痛不適，透過醫學瑜伽眼鏡蛇式能有效解決病痛的根源。

影響區域包含了橫隔膜、腰腹部（包括腸胃道系統）、中下背、會陰部（生殖器）、尿道、陰道、肛門。

✗ ┄┄┄┄ 激痛點位置

◐ ┄┄┄┄ 肌肉位置圖

◓ ┄┄┄┄ 轉移痛的筋膜分佈

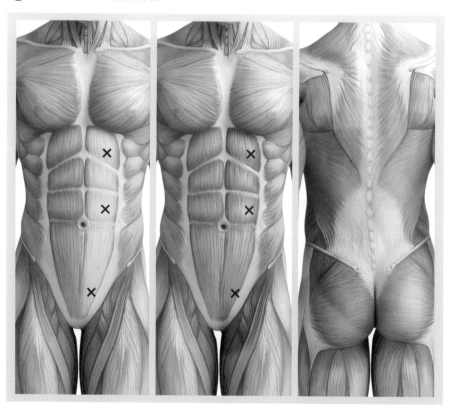

如何啟動骨盆底肌？

簡單又有顯著功效，起初可搭配靜態瑜伽體位法練習，熟練以後，平時等公車、搭捷運、上班、看電視，皆可以練習，不久後骨盆底肌就會變得緊緻有彈性，大幅提升生活品質，找回幸福與性福！

步驟

① 首先，要找到自己身體的提肛肌和尿道括約肌。
- 提肛肌：有便意或想放屁，憋住的那塊肌肉 。
- 尿道括約肌：有尿意時，憋住的那塊肌肉。

② 吸氣時，收縮提肛肌，感覺收縮，由後慢慢往前方尿道括約肌（生殖器）邁進，最後整塊骨盆底肌群都會有從外往內緊收進來的感覺，那就成功了。

③ 整個過程可以用手掌蓋住會陰下緣，感受手掌好像被會陰部吸住的感覺 （女性屬內生殖器，感受會較深）。

④ 吐氣時，慢慢鬆開骨盆底肌。

⑤ 重覆5～10次。

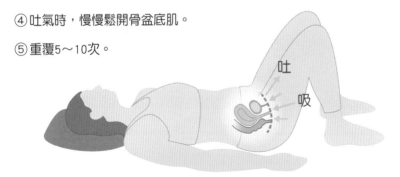

吐

吸

小提醒！
- 臨床上常見練習收縮卻忘記要放鬆的患者，而導致肛門括約肌過度緊繃無法放鬆、嚴重便祕。
- 口訣「吸氣時收縮，吐氣時完全放鬆」找到收放自如的感覺，才能擁有強健的骨盆底肌。

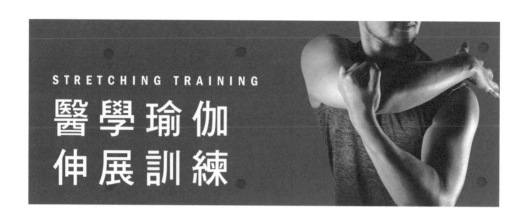

STRETCHING TRAINING
醫學瑜伽
伸展訓練

眼鏡蛇式

Tips
手撐在胸口兩側。

Tips
不聳肩。

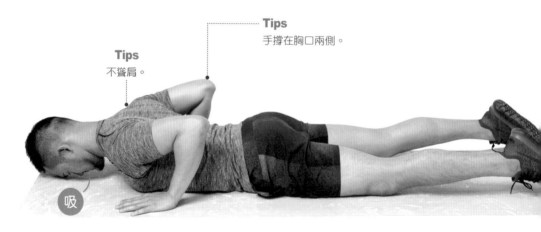

吸

01

身體趴地，臉朝地，手撐在胸口
兩側，手肘往內夾、不聳肩。

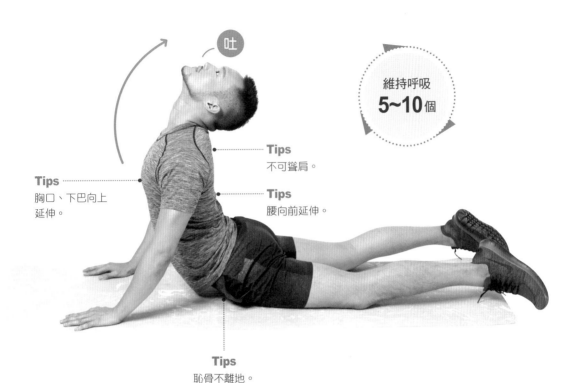

吐

維持呼吸
5~10個

Tips
不可聳肩。

Tips
胸口、下巴向上
延伸。

Tips
腰向前延伸。

Tips
恥骨不離地。

02

恥骨頂住地面，腰部先向前拉長，接著
利用背肌力量，身體推起，胸口至下巴
往上拉長延伸，做到自己的極限即停留
該處深呼吸。

Point

· 此動作可以感受腹部、
　胸口、下巴的延伸。
· 「前線」筋膜伸展。

小提醒！
· 手肘不一定要伸直，想多伸展一點可將手伸直。但不能聳肩，需下壓放鬆！
· 最後試著將舌根用力往頂住上顎，可以加強深前線筋膜的伸展。
· 想要練習自由潛水（Free Diving）的人，可以多加強此步驟，能讓你的法蘭茲耳壓平衡技
　巧突飛猛進，增加下潛深度。

經痛、
經前症候群

高危險群

嗜喝冰冷食物。

可能的症狀表現

月經來時腰腹部疼痛、及所有伴隨而來的不適。

生理期前後，你的情緒反應很大嗎？且經痛讓你必須吞止痛藥度日？透過醫學瑜伽運動，能有效降低月經來時不適，達到緩解疼痛的效果。本單元將教你有效戰勝經痛的醫學瑜伽，不用害怕經痛找上你！

醫療實例 **經痛到無法下床，一次治療就改善！**

林小姐是一位年輕美女，這2年發現，只要生理期來，就痛到無法走路、臉色發白，最嚴重的情況是整天臥床、無法動彈。後來經朋友介紹，覺得乾針可以幫她解決生理痛的問題。

當時她抱持死馬當活馬醫的想法來找我治療，這8個月，她其實只治療2次，第一次乾針完，她說：「本來下腹部有一團迷霧般的悶脹感，很不舒服，針完馬上就有撥雲見日的感覺，很立即的效果，馬上就不痛了，完全是『上天堂』的感覺。」

這8個月，透過勤做醫學瑜伽伸展，她的月經週期變順暢，經痛頻率大幅下降、流量增多、血塊減少。治療後睡眠品質也大幅改善，隔天起床都精神飽滿，整個生活品質都變好了！

為什麼會有經痛、經前症候群？

有沒有聽過女性在生理期前後，情緒反應起伏特別大，就像氣候變化似的晴時多雲偶陣雨，讓人捉摸不透？

生理期前後，由於女性荷爾蒙變化，導致情緒或是生理上的變化特別明顯，有些女性還會出現經前症候群，如：頭痛、乳房發熱腫痛、腹痛、胸悶、焦慮、眩暈、失眠、下肢水腫等現象；而經期來時，因分泌大量前列腺素來刺激腰腹筋膜發炎，導致嚴重的腰腹痛、噁心想吐、頭痛、臉色發白，甚至痛到下不了床的女性為數不少。

透過醫學瑜伽運動伸展腰部和腹部的肌群，對於經前症候群或經痛，能達到有效緩解與預防的效果。

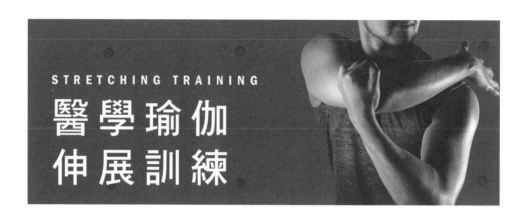

嬰兒式
（兔子式）

維持呼吸
10~15個

Tips
直背、向後拉長延伸。

Tips
可放枕頭較輕鬆。

Tips
雙手持續向前爬。

吐

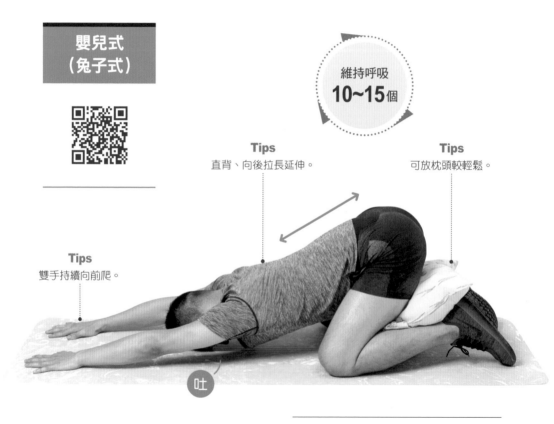

臀部稍微往下坐，雙手往前爬，
身體緩緩往下，前額點地，胸口
往下推，不拱背，感覺脊椎向後
上延展。

小提醒！
· 拿一個有厚度的抱枕，放在大腿與小腿
之間，用來填滿大腿與臀部間的空隙。
· 筋比較緊者，可讓雙膝距離大一點，背
較容易放鬆拉長。

Point

嬰兒式錯誤動作──拱背

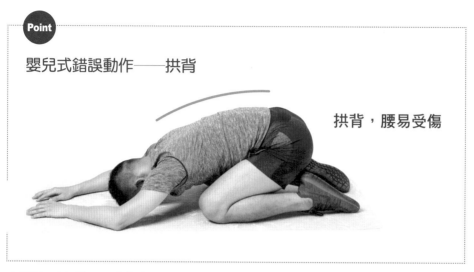

拱背，腰易受傷

小提醒！也可做P.226的腹式呼吸，平衡自律神經，也能緩解經痛！

Dr.Victor
生活保健小提醒

月經期間運動時，骨盆不要高過腹部？

　　可能有人擔心月經逆流，或是子宮內膜異位症的問題，才會建議經期運動時，骨盆不要高過腹部（如橋式）。但這是沒有根據的說法，子宮內膜異位症是體質上的問題而非動作導致，因此，月經期間做運動不必有忌諱。

　　不過在飲食上，建議女性平時應少吃冰冷和偏寒食物，像是瓜類和柑橘類水果等。

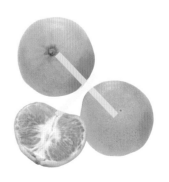

自律神經失調

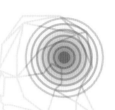

高危險群
生活工作壓力大者、過度勞動者。

可能的症狀表現
便祕、胃脹、腹瀉、頻尿、頭痛、失眠、心悸、冒冷汗、眼睛乾澀、耳鳴、經期不順、皮膚癢／紅疹。

自律神經失調從頭到腳可以出現多種症狀，種類與嚴重程度會因人而異。一般來說，患者可能會出現三到四種症狀，但主流醫療卻都無法有效治療這個頑固的問題，讓醫師患者都相對苦惱。本章將教你以筋膜線的全新角度，揮別自律神經失調的困擾！

乾針＋腹式呼吸，自律神經不再失調！

50歲的張阿姨因為去年開始，緊張時就會失眠、腹痛，加上便祕5～7天，但有時又會拉肚子、解水便。

來到我們診間時，判斷是腹肌發炎導致腸胃自律神經失調，因此為她做了相關肌群的乾針治療，並教她每天勤做腹式呼吸。

果真在1個月的每天辛苦練習下，阿姨回診時很興奮地說：「謝醫師你知道嗎？我現在不用晚上包尿布睡覺了，肚子好像卸下20公斤的大石頭這麼輕鬆，感謝你讓我重拾正常生活！」

為什麼會自律神經失調？

自律神經分為交感神經和副交感神經，是在我們意識不控制時，也能自己運作的神經系統，當他們失調就代表這個系統失衡、混亂了。

自律神經失調並非一個實際病名，只是醫師視患者的症狀來診斷的，因為這類患者通常做任何醫學檢查，常會顯示「正常」，所以常讓人不知所措。

主因通常是壓力大、緊張緊繃、操勞過度等造成，這些煩惱容易導致不自覺聳肩，使肩頸僵硬，還會影響內分泌系統改變。

以肌筋膜系統觀點，深前線筋膜掌控自律神經，當它發炎時，就會引發自律神經失調，因此想要改善，首先要學會放鬆身體的深前線筋膜——腹式呼吸（請詳見P.24的「人體筋膜線結構地圖」）。包括我自己患有妥瑞氏症，以前容易緊張，就是依靠醫學瑜伽，讓自身的身心理狀態有很大的改善。所以，學會腹式呼吸，自律神經就能好一大半！

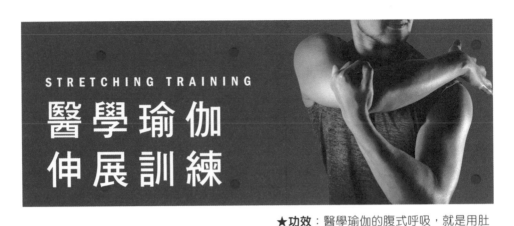

STRETCHING TRAINING

醫學瑜伽
伸展訓練

★功效：醫學瑜伽的腹式呼吸，就是用肚子呼吸，已被醫學實證可以有效安定自律神經，回歸平衡。（不同於 P.87 的「胸式呼吸」）

腹式呼吸

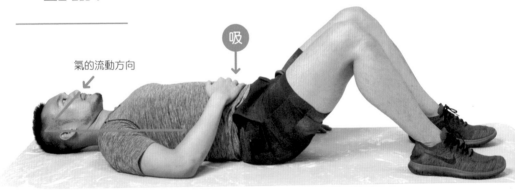

氣的流動方向

吸

01

採躺姿，屈膝（屈膝時，腰腹肌較能放鬆），手放在腹部。
吸氣時，想像氣從上方的鼻子、額頭、頭頂（百會穴），延伸到氣管、胸部、腹部。盡量緩慢，專注感受手在腹部的起伏，感覺到腹部脹起。

維持呼吸
15~20個

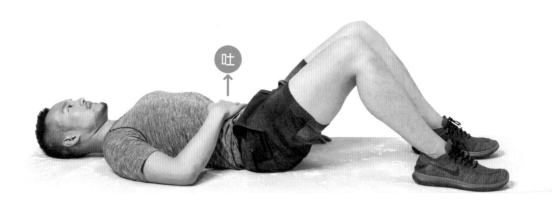

02

吐氣時放鬆腹部、輕微收縮
腹肌，腹部漸漸下沉。

小提醒！

・練習多次之後，你就會明確感受到吸氣時，
　氣流動的路徑。

・睡前建議必做腹式呼吸，刺激副交感神經活
　躍，就能改善失眠。

按摩 2 大舒壓穴位

功效 多按壓這2個穴位，可以釋放壓力及改善月經問題。

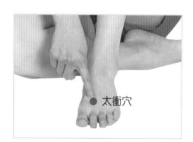

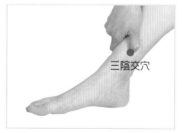

太衝穴：位於足背側，大拇趾和第
二趾中間，腳背凹陷之處。

三陰交穴：位在小腿內側腳踝上3
寸，脛骨內側緣後方處。

小提醒！若懷孕，就不能刺激這些穴位，避免流產。

肥胖

醫學瑜伽除了減肥，還能治便祕！

50歲的劉阿姨，因嚴重便祕問題，長期在醫學中心的腸胃科一直吃軟便藥長達3年，後來因為來參加我的一堂課「燃脂醫學瑜伽」而認識（燃脂醫學瑜伽就是專門訓練核心肌群的課程）。

我會特別注意到她，是因為每次課上到一半，她都會匆忙跑出教室，過了10分鐘後才回來，2個月後，一頭霧水的我在下課後特別去了解為何她上課時都會離開一段時間呢，是不是有什麼問題？

這時才害羞含蓄地提到她有便祕問題，但每次參加核心訓練課，中途都會想去上大號，她才發現這對治療便祕這麼有幫助。也因如此，她說：「我現在幾乎不用吃軟便藥了耶！」且經過2個月的練習，她已經成功瘦下6kg，她自己都沒辦法相信醫學瑜伽的功效這麼廣，竟然還可以減肥。

鍛鍊「腹肌」「大腿前側」是減重關鍵

很多人以為流汗就能瘦，但流汗不代表流油，只是排除代謝廢物而已，但會流失水分和電解質。其實，減重最重要的是飲食控制、提升基礎代謝率和肌耐力，才能幫助你更有效地消耗熱量，且不易囤積脂肪。

基礎代謝率（basal metabolic rate, BMR），指的是人體在一天當中，什麼事都不做的狀態下所消耗的熱量，也是維持生命所需的最小熱量，包括了維持呼吸循環系統、神經系統以及肝腎等器官組織的運作。

所以，肌肉量越高、基礎代謝率越好。而多鍛鍊「腹肌」、「大腿前側」這些核心相關肌群的肌耐力與肌力，較容易消除腹部（最容易囤積脂肪的部位）及全身脂肪，是減重關鍵。

但如果這些肌筋膜發炎時（例如：腰臀、膝蓋不適），而且未有效治療，就會限制這些肌群運動，減少脂肪消耗，就容易造成肥胖。因此鍛鍊核心肌群前，請先確認他們已治療好，沒有發炎了！

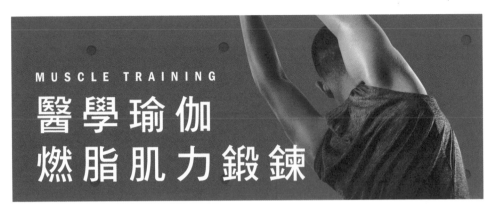

★核心肌群中的腹肌訓練。

捲腹

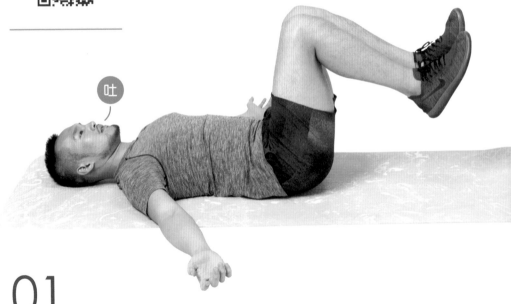

吐

01

躺姿,雙手輕放地上,吐氣後腹部
收縮,雙腳抬離地面。

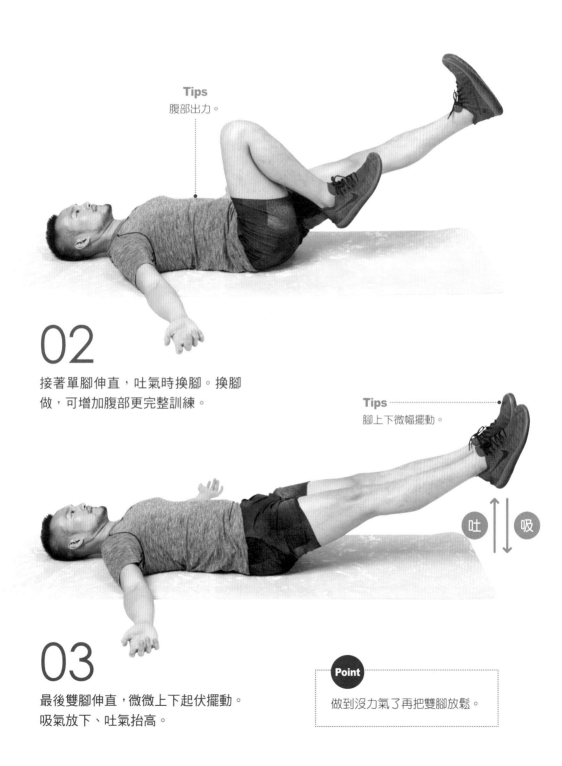

Tips
腹部出力。

02

接著單腳伸直，吐氣時換腳。換腳
做，可增加腹部更完整訓練。

Tips
腳上下微幅擺動。

吐 吸

03

最後雙腳伸直，微微上下起伏擺動。
吸氣放下、吐氣抬高。

Point

做到沒力氣了再把雙腳放鬆。

231

Point

覺得累了、沒力氣了
再休息。

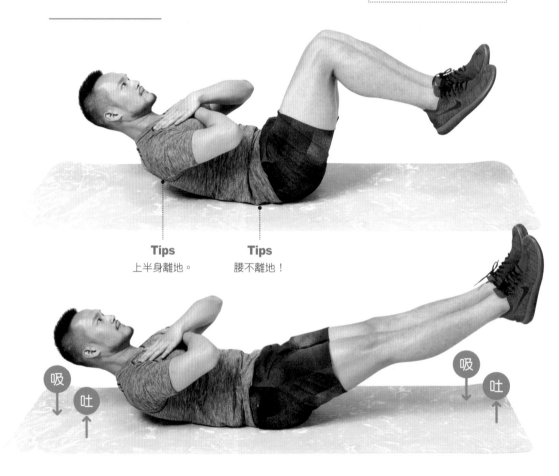

Tips
上半身離地。

Tips
腰不離地！

吸 吐

吸 吐

躺姿，雙手抱胸，深吸氣。
吐氣時，胸口往上捲，雙腳離地、
往前伸直；上半身和雙腳可以在吸
氣時往下、吐氣時往上。

小提醒！若覺得頸部痠，雙手可
以放在頸部後面支撐，但不要出
太多力，避免腹部沒用到力量。

捲腹高階版

如果做了上述捲腹的動作，你的身體還能夠負荷的話，可以嘗試做高階動作，延續上面動作，將雙手向後延伸，配合雙腳同步上下擺動。

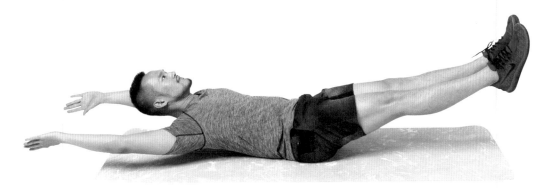

Point

做到沒力氣了再休息。

小提醒！

· 切記不能在軟的地方做，不然腰部會重傷。
· 上半身起伏時，腰椎不能離地，不然容易傷到腰。（上身起伏、腰椎離地而導致腰受傷的狀況也很常發生在起床時，請詳見P.157的「傷害腰部的可怕壞習慣」）

棒式

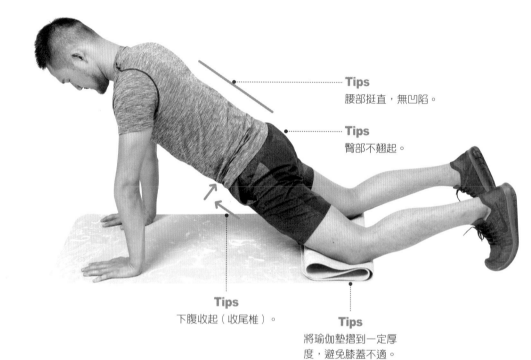

Tips
腰部挺直，無凹陷。

Tips
臀部不翹起。

Tips
下腹收起（收尾椎）。

Tips
將瑜伽墊摺到一定厚度，避免膝蓋不適。

01

雙膝跪在一定厚度的瑜伽墊上，腳尖踩住地面，身體胸口撐起，臉面向地板，下腹收起（收尾椎）。

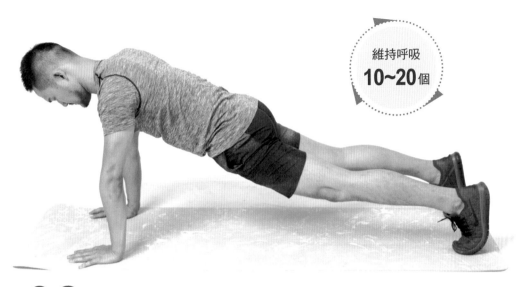

維持呼吸
10~20個

02

接著把膝蓋離地。

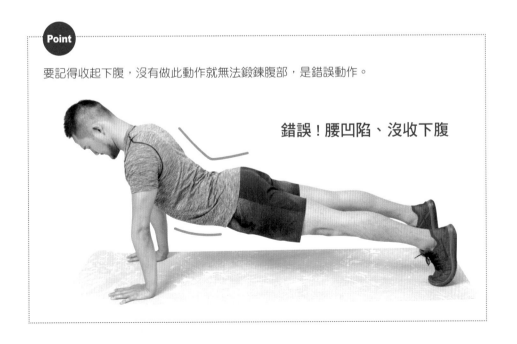

Point

要記得收起下腹，沒有做此動作就無法鍛鍊腹部，是錯誤動作。

錯誤！腰凹陷、沒收下腹

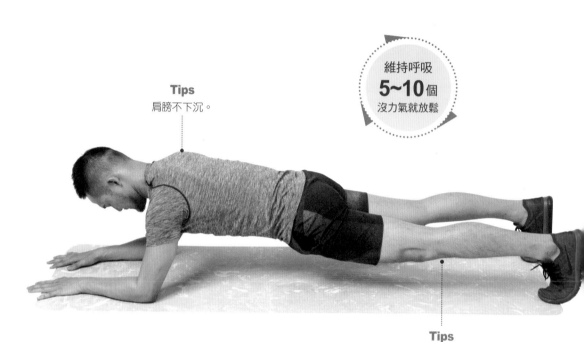

Tips
肩膀不下沉。

維持呼吸
5~10個
沒力氣就放鬆

Tips
膝蓋離地。

03

體力好的人，手肘在地上與肩同
寬，肩膀不要下沉，下腹持續收
緊，此為「肘撐棒式」。

小提醒！若覺得太吃力，可以將單膝
輕輕跪地。

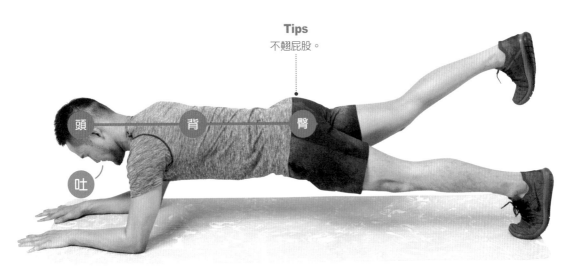

Tips
不翹屁股。

頭　　背　　臀

吐

04

吐氣時,利用臀部和下背力量抬起單腳,維持約 3 秒後,持續換腳,做到沒力氣了再休息,接著換邊進行。

小提醒!
· 記得力量要放在腹部、大腿及腳尖踩地板,不是膝蓋,才能避免讓膝蓋負重太多而受傷。
· 不聳肩,背部要保持與地板平行。

肘撐棒式進階版

接續「棒式初階」步驟2的動作。接著依自己的能力,用手肘盡量往前
爬,此時腹部需要更多支撐力才能完成。

Point

累了就慢慢回到手肘在
肩膀下方的位置,做到
沒力氣就完全放鬆。

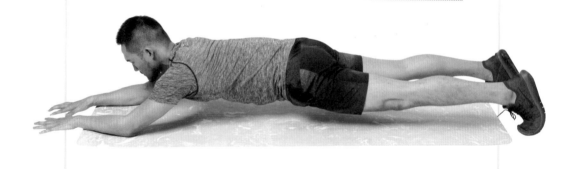

側棒式

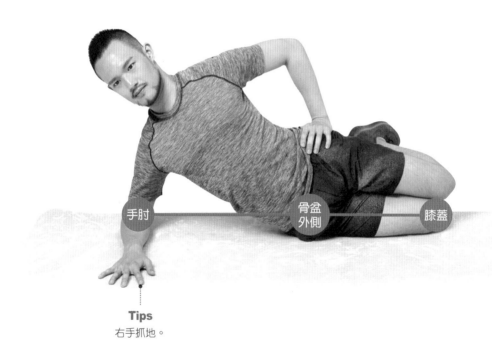

手肘　　骨盆外側　　膝蓋

Tips
右手抓地。

01

側身，右手肘頂住地面，手肘、骨盆
外側、膝蓋連成一直線，右手抓穩地
面，腰臀稍微往前挺出。

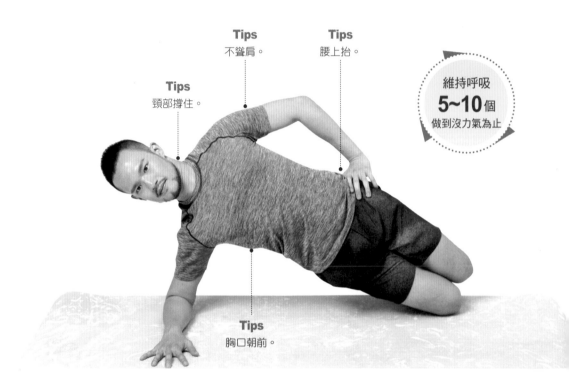

Tips
頸部撐住。

Tips
不聳肩。

Tips
腰上抬。

維持呼吸
5～10個
做到沒力氣為止

02

吐氣時，腰部往上抬，這時會用到
腰部和腿部外側的力量。

Tips
胸口朝前。

小提醒！如果這時覺得還有力氣，可以將右腳伸直，左腳輕輕往後踩地，胸口、肩膀挺住；再更進階一點，可以把後方的腳也往前平放，雙腳打直。

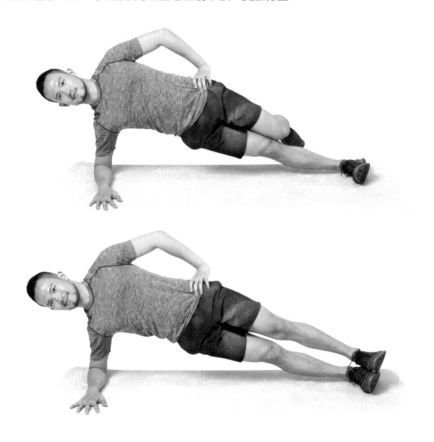

如何減脂、不減肌肉？

①配合肌力和肌耐力鍛鍊，肌肉才不會流失。

②鍛鍊肌肉時，要適時補充足量蛋白質，例如：蛋豆魚肉類、無糖豆漿。

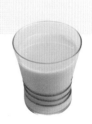

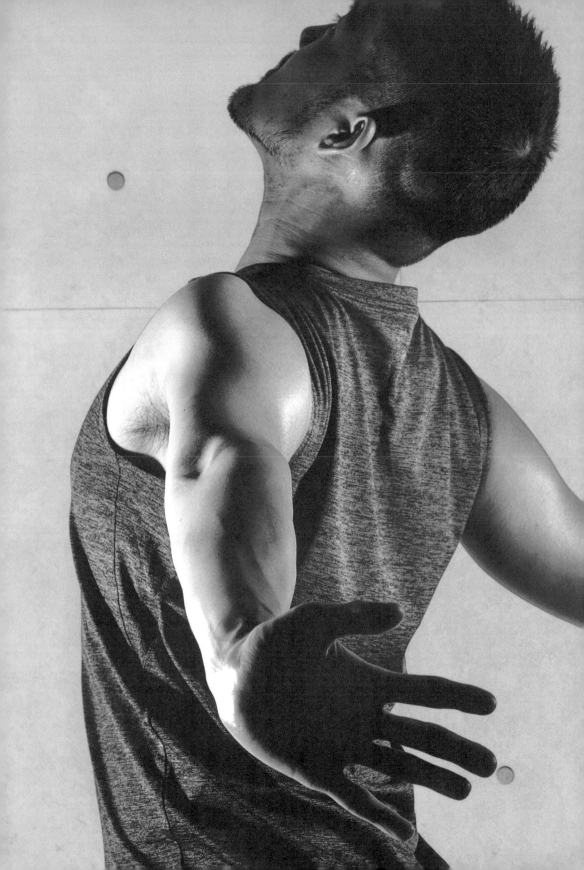

關於痠麻痛，
請問 Dr.Victor

Q —— 我有僵直性脊椎炎嗎？該怎麼辦？

典型的僵直性脊椎炎患者，通常會在起床時，背或腰部痛到無法動彈，稱為「晨間僵硬」，約莫半小時才能起床活動。此類患者可能會有背痛、腰痛等各種骨關節痛或腫脹等症狀。

僵直性脊椎炎是自體免疫性疾病之一，常見還有類風溼性關節炎、紅斑性狼瘡、乾燥症。自體免疫性疾病是指免疫細胞太過旺盛，進而攻擊自身器官、關節、肌筋膜等。

當自體免疫細胞攻擊肌筋膜時就會發炎產生疼痛、甚至骨骼變形，因此，要做伸展運動把肌筋膜放鬆，就能降低許多發炎反應。如果發現自己有雙側對稱的關節腫脹問題時，可以先去風濕免疫科檢查，提早預防及治療。

這類疾病通常會先使用類固醇藥物控制，但因副作用危險，類固醇藥物不能長期使用，因此醫師會依病人恢復情況再做藥物減量。在藥物治療的同時，一定要搭配乾針治療並做醫學瑜伽，才不容易再復發。大家可以針對自己的疼痛部位，參考本書內容提供的醫學瑜伽以修復和保養。

Q —— 骨刺一定要開刀拿掉？

····❖ **最大的誤解：骨刺幾乎不會壓迫神經！**

骨刺（Bone Spur, Osteophytes, 醫學名詞為骨贅）是因為肌肉力量不足或太緊繃，導致身體感受到地基不穩、快被動搖了，所以脊椎骨及覆蓋其上的韌帶，以鈣化方式去生出更大的地基，才夠支撐身體的重量與各種動作，是一種正常現象，40歲以上的人，其骨頭的X光幾乎都能看到骨刺的存在，又稱「退化」，很健康無症狀的人也是如此。

真正會壓迫神經的幾乎都是因椎間盤突出（HIVD）或脊椎滑脫，但健保制度下，看診時間有限，大部分醫師為了方便快速解釋，常把所有原因簡化講成骨刺，造成民眾對「骨刺」產生極大的恐慌。儘管神經受壓迫了，通常只要改正錯誤的生活姿勢，配合乾針治療並伸展相關肌群筋膜、維持適當鬆緊度（醫學瑜伽），椎間盤突出部分就被吸收、能漸漸回到原位，不再讓神經受壓迫。

⋯⋯⋮ 開刀易導致MPS

看完上述說明，你可以理解，痠麻痛大多是肌肉太緊繃造成的，並非因為骨刺，這也是為何很多人開刀完，症狀還在、甚至加劇！手術過程一定會切開肌肉筋膜，這些傷害容易導致術後嚴重的「肌筋膜疼痛症候群（MPS）」發生。

如果不是因「嚴重意外等強力撞擊」，或症狀是：「嚴重行動障礙或肌肉萎縮」「大小便失禁」等，這些較難自然復原的骨頭毀損與神經嚴重壓迫症狀，通常都沒有做脊椎手術的必要。

⋯⋯⋮ 骨刺太多，是警訊！

和同齡的人相比，若骨刺生長得較多，代表著長期過度的負重（如搬東西、體重過重）、姿勢不良，若發現須立即矯正或治療，否則未來堪憂。

Q ── 降膽固醇藥，會引起筋骨疼痛？

在臨床發現患有三高的病人，尤其是高膽固醇患者，服用降膽固醇藥（-statin結尾），容易引發肌肉痠痛，嚴重者還會導致橫紋肌溶解症、甚至腎衰竭。所以，當你服用這類藥物卻出現筋骨疼痛時，請盡快和你的醫師討論需如何因應。

Q —— 善用冰熱敷，復原神速？

很多人搞不清楚疼痛時，到底是要先冰敷，還是熱敷好？其實只有當急性受傷（新傷）時，且在48小時內，才可能需要冰敷。其餘狀態的疼痛、甚至新傷，若沒有紅腫的外傷，都要熱敷。肌肉、筋膜都是怕冷的，只有熱能才能加速血液循環、軟化並修復組織。

所以，做醫學瑜伽伸展來緩解疼痛前，建議大家先用吹風機將病源（激痛點）吹熱，能降低發炎、加速疼痛的緩解與降低復發。

⋯⋯❖ 急性受傷時的黃金處置：POLICE

現今的骨肌急性受傷（扭、拉、撞傷）的處置方式，已從過去的P.R.I.C.E轉變成P.O.L.I.C.E理論，其中的差異就在從R（休息Rest）轉變成O.L（選擇性負荷Optimal Loading）。

步驟❶ Protection（保護）

急性受傷當下的固定保護處理，例如手肘受傷用護肘、腳踝扭傷用包鞋等保護方式。

步驟❷ Optimal Loading（適量復健）

受傷當下除了固定患部之外，應保留適度的活動空間，能讓患部輕微活動，因為越早活動越能刺激組織的自我修復，以前的方式是休息（R, rest）不動，這樣反而容易讓關節組織沾黏，反而會降低復原進度。

步驟❸ Ice（冰敷）

冰敷能幫助血管收縮，熱敷則是幫助血管擴張。

受傷48小時內，如果還有紅、腫就需立即冰敷，達到止血、減少腫脹的程度。每次冰敷的時間約15分鐘，間隔10分鐘再冰敷1次，重複3次。

★ 但若沒有紅腫、或已超過48小時，就要熱敷，不可冰敷，否則會降低血液循環、阻礙組織與肌筋膜修復。

步驟❹ Compression（加壓）

多數會使用繃帶加壓固定，目的是止血、消腫、固定和保護傷口。

步驟❺ Elevation（抬高）

也是幫助止血、消腫。

以下情況該冰敷或熱敷?

· 早上起床突然落枕，但之前沒發生過時→**若很痛，先冰敷止痛，1天後開始熱敷，也可直接熱敷。**

· 每天起床都同一部位落枕→**熱敷。**

· 腳踝剛扭到腫起，而且很痛→**冰敷1～2天，再開始熱敷。**

· 2年反覆的腰痛，某天起床突然痛到動彈不得→**熱敷。**

Q 不打類固醇針，只吃消炎止痛藥、肌肉鬆弛劑可以嗎？

止痛藥中有一款非類固醇消炎藥（NSAID），相較於類固醇藥物安全許多，儘管如此，這些藥物只能暫時舒緩不適，不能根本解決肌筋膜發炎的問題，且這類藥物吃多了易有胃潰瘍、肝腎內臟傷害等問題。

對於急性問題，如拉傷挫傷時，這類藥物短期3～7天內可以服用，但不建議長期使用，否則仍會阻礙筋膜修復再生的能力，用藥前最好找專業醫師討論會比較安全。

Q —— 我的骨頭有喀喀聲，怎麼辦？

骨頭有喀喀聲可分成正常與要留意的3大原因：

⋯⋗ 正常現象：氣泡破掉

關節腔內的關節液都含有氣體，當我們移動關節時，這些小氣泡可能會受擠壓而破掉，就會發出聲響：一段時間後壓力改變，這些氣泡又會再度產生，舉例：折手指，可以弄出聲音，卻沒辦法在同一個位置連續出聲，而是過一段時間就可以。這是正常現象不必擔心。

⋯⋗ 要留意的狀況：卡、緊、痛

關節本身有許多軟骨、韌帶、肌腱，當我們在活動關節時，他們互相摩擦時就可能有聲音。

沒感覺的聲音不用擔心

有些人是意外受傷後，這些關節上的軟組織會產生疤痕而更加堅硬粗壯，因此摩擦的面積較大，就較容易產生聲音，是正常物理現象，不必擔心，例如：車禍康復後，轉肩膀開始有聲音。

伴隨卡、緊、痛的聲音要小心！

在活動關節時，你覺得卡卡、有緊繃感，甚至有疼痛感，或是你一定要用出這些聲音後，身體才會覺得放鬆舒暢，就代表你的肌筋膜開始發炎了，並將關節腔抓緊，使得骨頭自身過度摩擦耗損，讓聲音愈來愈明顯。

例如：很多奧運選手來就診時，他們活動膝蓋的聲音連旁人都聽得一清二楚，或膝蓋想伸直時會卡住，過了那個卡點才能順暢活動，這都已經很嚴重了！或是許多人喜歡扭脖子弄出聲音，才覺得舒服，也代表頸椎區域開始發炎了！有上述這樣現象時，就要盡快接受治療，並多做醫學瑜伽伸展運動。

Q 壞姿勢讓病痛一直好不了？

很多不良姿勢（低頭、駝背、彎腰）是導致身上病症不容易痊癒的原因。我建議大家利用「手機設事件提醒」功能，每1小時讓手機提醒自己注意調整姿勢。

當你覺得這個設定有些煩躁時，恭喜你！表示你已經成功矯正自己的壞姿勢了。

Q 骨盆前後傾或臀部太翹、頸椎腰椎太直，真的是疼痛元凶？

你是不是遇到很多治療筋骨痛的醫療人員跟你說，你的痛是源自於骨盆太過前傾或後傾，或是臀部（尾椎）比較翹、頸椎腰椎太直等問題？

事實上，這個說法不算正確，由「Part1 為何我的疼痛好不了？」我們可以發現，骨頭和肌筋膜是緊密連結在一起的，因此臨床上發現，若天生骨骼有上述的異常現象，其實不會造成疼痛，唯有後天長期姿勢不良、意外後，才會讓肌筋膜繃緊，將骨頭拉往異常的位置，但這些後天的骨骼異常都是可以回復的！因為**筋膜是因，骨骼問題是果**。

像是駝背習慣的人，久了容易有骨盆後傾的問題；習慣穿高跟鞋者，身體為了平衡重心，會自然讓骨盆太過前傾，此時的腰部肌肉就一直處在收縮僵硬的狀態，久了身體就發炎定型了！

Q — 什麼是「好的姿勢」？

姿勢好身體就好，那什麼是好的姿勢？

抬頭挺胸、收下巴是最基本，接著走路時「收小腹」，可啟動核心肌群來保護上下肢，還能瘦身。

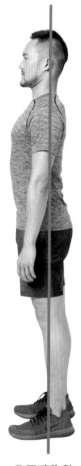 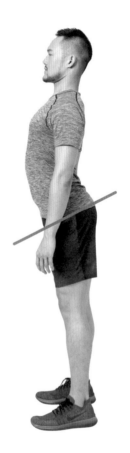 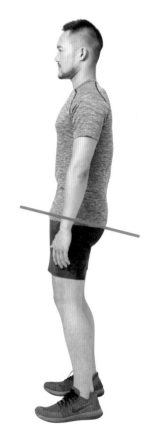

○正確姿勢　　　　　×骨盆過度前傾　　　×骨盆後傾（駝背、駝腰）
　　　　　　　　　　（腰背肌過度施力）　　（核心肌群失能）

Q 你身體是「正」的嗎？ 4點不漏檢測法

自我檢測

當身體貼牆站立，你的腳跟、臀部（尾椎）、背（肩胛骨）、後腦勺四點是很輕鬆地碰牆，表示你的脊椎是正的。

若有其中一點感到吃力，表示骨骼有在不對的位置，就要針對你的症狀，找出發病的肌筋膜治療了！

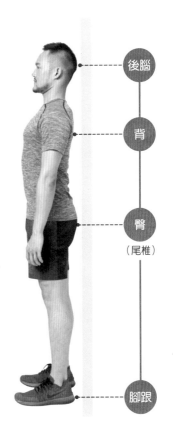

後腦

背

臀
（尾椎）

腳跟

Q 拔罐治痠痛，有效嗎？

拔罐在民俗療法與中醫界行之有年，它會讓病患感到舒緩，是因為把肌痛點持續按壓刺激，讓筋膜可放鬆，但為何過幾天後，這些地方又開始痠痛了？

因為這只是放鬆肌筋膜，但沒有將激痛點發炎反應的根源消除關閉，因此激痛點一直持續在發炎狀態，就像水龍頭沒有關掉一樣。

而且拔罐時常放置一段時間，此時的皮膚、肌肉、筋膜都呈現缺氧缺血的狀態，很容易造成難以回復的纖維化損傷。如果真的想拔罐，建議的拔罐方式為：吸完就放的，一吸一放、不停留原地是最好的方式。

Q 推拿整脊、徒手治療、震波、**PRP** 血小板、增生治療、針灸小針刀，到底好不好？

　　全球各地都因主流健保治療筋骨痛的療效不彰，民眾常轉而尋求非主流醫療來處理筋骨痛，因此我常會收治長期四處求醫無門的患者，和我分享特別的治療經驗。

　　我曾遇過患者腰痛，在很有經驗的祖傳整脊推拿師搖搖轉轉、啪啪聲響後，瞬間就不痛，還維持長達2年；也有整復頸椎後造成脊髓損傷，半身不遂的慘劇。

　　也遇過患者原本只是肩頸頭痛，經知名開業物理治療師徒手治療後頸椎後，卻開始頭暈痛，因而無法正常走路；也有因脊椎側彎給在台執業的美國脊骨神經醫師，做脊椎徒手治療，宣稱能治好脊椎側彎，卻在半年後回醫學中心照X光，側彎角度從35惡化成42度。

　　還有患者是牙醫師，因看診導致的肩頸痛，在復健科名醫的全自費診所，做了震波、PRP、增生治療，都無效後，還加做乾針治療，結果卻更痛、長達一個月都無法上班。

　　而前往知名中醫診所做針灸、小針刀的個案，有使常年症狀舒緩許多，也有因為氣胸緊急送醫或割傷神經而手腳麻痛長達10年、甚至死亡的；還有讓原本能舉起的手，經治療後變成舉不起來的慘痛案例。

　　你會發現，以上這些血淋淋的真實案例，關鍵都不在於療程的內容好不好、費用貴不貴、名字炫不炫、是不是名醫，而是執行醫師、治療師或整脊推拿師的口碑、經驗與專業訓練是否足夠，是否有同理心與願意聆聽，且對你的病情有詳細的了解與關心，並耐心解釋診斷與討論適合你的治療計畫，才是你是否能康復的關鍵。

Q 疼痛時，除了醫學瑜伽，還能做什麼運動？

既然我們了解疼痛的根源是「筋膜緊繃發炎」，所以疼痛時，必須先放鬆肌肉筋膜（透過醫學瑜伽伸展），也要避免會使其緊繃發炎的運動。

那什麼類型的運動絕對不能做呢？建議要避免容易使發病肌群負重或劇烈的運動，像是重量訓練（如大腿受傷，就不可做深蹲硬舉）、跑步、騎飛輪或腳踏車。腳踏車類的運動會將身體重量集中在腰部，所以只要有腰部以下筋膜發病的人，都不能做。

但你可以做「水中和緩運動」，因人體泡在水中，水的浮力能分擔關節的受力、降低關節壓力，使伸展更完全。且水有阻力，能降低動作的速度，降低運動傷害的機率。和緩的游泳或水中漫步，甚至在水裡做醫學瑜伽，都能修復筋膜並增添你的運動樂趣。

Q 肌肉筋膜治療期間，飲食該注意什麼？

在治療（筋膜修復）的期間，飲食需特別注意，香菸會直接傷害筋膜、一定要禁止，酒和糯米類食物要克制，否則症狀有可能惡化。

我的一位病人，患有足底筋膜炎，本來已治癒，但因工作之故需要應酬，在一次喝啤酒後，腳跟立刻痛起來。另外，有一個病人患有髖關節疼痛，治療後一個月幾乎不痛了，卻因為中秋節吃了一碗麻糬，導致痛到無法入睡。

雖然不見得每個人都會發生，但還是提醒大家要注意，避免前功盡棄。

若一定要喝酒，請喝紅白酒，能避免傷害筋膜。

國家圖書館出版品預行編目資料

醫學瑜伽 解痛聖經：乾針名醫 Dr.Victor 精準對症，
打造 36 式神奇醫學瑜伽療法，無解的常年痠疼痛都
能自癒 / 謝明儒著 . -- 臺北市：三采文化，2019.08
面；　公分 . -- (三采健康館；136)

ISBN 978-957-658-197-7(平裝)

1. 瑜伽 2. 運動健康

411.15   108009780

個人健康情形因年齡、性別、病史和特殊情況
而異，本書提供科學、保健或健康資訊與新
知，非治療方法，建議您若有任何不適，仍應
諮詢專業醫師之診斷與治療。

©Photo credit

• adike /Shutterstock.com：P24～25（右上），P26～27（右下），P29
（右上二張），P30～31（右下），P33（右下），P34（右上），P35
（右下），P57，P66，P67（右），P80，P85，P91～93（下二張），
P100，P104，P107，P114～115，P119，P126～127，P135（右），
P136（右），P137（右二張），P138（右二張），P139（右），P159，
P165，P172～173，P185，P197（左二張），P198（中），P204，
P208，P216

• stihii / Shutterstock.com：P67（左）
• ellepigrafica / Shutterstock.com：P112
• Sebastian Kaulitzki / Shutterstock.com：P91（上），P197（右），P198
（右）
• Ziesel / Shutterstock.com：P113
• Katerina Sisperova /iStock.com： P54，P62，P78，P82，P88，P98，
P102，P105，P110，P116，P124，P132，P162，P168，P180，P194，
P202，P204，P212，P220，P224
• Sebastian Kaulitzki © 123RF.com：P92（上），P135（左），P136
（左），P137（左），P138（左），P139（左），P198（左）

suncolor 三采文化集團

三采健康館 136

醫學瑜伽 解痛聖經：

乾針名醫 Dr.Victor 精準對症，打造 36 式神奇醫學瑜伽療法，
無解的常年痠疼痛都能自癒

作者｜謝明儒

副總編輯｜鄭微宣　　責任編輯｜藍尹君　　文字整理｜賴沂青
美術主編｜藍秀婷　　封面設計｜池婉珊　　內頁排版｜陳育彤
插畫｜王小鈴　　　　攝影｜林子茗
行銷經理｜張育珊　　行銷企劃｜陳穎姿

發行人｜張輝明　　總編輯｜曾雅青　　發行所｜三采文化股份有限公司
地址｜台北市內湖區瑞光路 513 巷 33 號 8 樓
傳訊｜TEL:8797-1234　FAX:8797-1688　　網址｜www.suncolor.com.tw
郵政劃撥｜帳號：14319060　戶名：三采文化股份有限公司
初版發行｜2019 年 8 月 2 日　定價｜NT$400
　11 刷｜2023 年 4 月 30 日